JN301568

病院経営改革へ――

なぜ、わたしは戦い続けるのか

東日本税理士法人
病院経営アドバイザー
長　隆
Takashi Osa

財界研究所

はじめに

１０００兆円にも達する国と地方の借金を抱える日本の財政問題は、超高齢化社会の一層の進展と相まって年々、深刻度合いを増している。

２０１３年に入って、円安基調と平均株価が上昇してきたことで、日本経済全体は明るさを取り戻してはいるが、実態は金融主導の相場景気という見方が大きく、日本の構造的問題が抜本的に改善されたという認識にはほど遠い。財政問題の解決は、さらに先送りされた感がむしろ強まった。

公立病院の改革は、この財政問題とは切っても切り離せない関係にある。

公立病院は２００５年（平成１７年）１１月の経済財政諮問会議で「公営企業等の地方独立行政法人化（非公務員型）、民営化を進める」こととされた。

さらに０６年６月には地方公営企業について「組織形態のあり方を見直し一般地方独立行政法人への移行を推進するものとする」とされた。

これらの方針が出されたのは、旧来の公務員型の経営から民間型の経営へと大きく脱皮せよという政府の強い意思の現れと取れる。

公務員型経営が一方的に悪い、というのではない。公務員型には公務員型に相応しいセクションも当然、あるだろう。ただ公務員は何もしなくてもお金は天から降ってくるが、民間はそうはいかない。効率的な運営が行われていなければ破綻の憂き目に必ず遭うのが民間だ。前提条件の厳しさがまるで違うということである。

一方で、地域医療の現状を見渡すと、医師不足問題、とりわけへき地・小規模病院における医師不足は深刻な状況がある。

この問題には、医療の専門・高度化の進展、国民の医療に対する要求の増大等に加えて、卒後臨床研修による諸問題の顕在化や、国立大学の独立行政法人化の影響等が絡み合っており、さらに、医学部の定員を増やしても、その効果が現れるのは10年くらい先になるとも言われており、早急に解決することが難しい問題である。

各地の大学病院では、自らの病院や、基幹的病院での医師の確保に精一杯であり、地域の医療機関からの医師派遣の要請に応えられないケースが増えている。特に自治体病院は、その影響を強く受けており、医師が引き揚げられたり、それによって診療科の閉鎖や、廃院にまで追い込まれるところも出てきている。

日本の地域医療はこのように、正に危機的な状況に追い込まれている。

そうした状況下にあってもなお、公立病院改革を進めていくことは喫緊の課題であり、避けて通れない道であることは、冒頭に述べたようにそれが日本の超高齢化社会の進展と、そして財政問題という国の重大な問題と表裏一体の関係にあるからだ。

公立病院改革を進めて地域医療を再生させることは、日本を救うことに直結する重大な問題である、という認識を持つことが多くの人に求められる。

その地域医療再生のためには、公立病院の健全な経営が必要不可欠であることは言うまでもない。

病院には多くの人が従事しており、人がマネジメントする組織運営で成り立っている。公立病院が生き残るための運営組織を持つためには、旧来の古い体質のままではやはり難しい。地域のニーズを取り込む柔軟性と、現状を打破する新しい発想のマネジメントが必要になる。

本書は、総務省の公立病院改革懇談会座長などを務め、多くの病院経営の改革にマネジメント面から携わってきた著者がここ数年、全身全霊をかけて取り組んできた公立病院経営の改革の取り組みを中心にして取り上げている。

著者は地域医療の崩壊を阻止するために、これまで聖域とされてきたところに挑戦して、「選択と集中」を旗印にこの10年間、戦ってきた人だ。その著者の人となりと合わせて、多くの人にその取り組みを知って貰いたいとの思いから、本書を出版することを思い立った。

著者は「本書が打つ手がないと困り果てている公立病院問題に、解決の糸口を提供できれば何よりです」との思いで、本書を世に出すことを快諾してくれた。

読みにくさや構成上の難点などを感じられたとしたら、それは著者よりも編者に帰すところが多いことを最初にお断りしておきたい。

（『財界』編集部）

もくじ

第1章

私の医療改革の原点

武弘道先生との出会い

病院経営改革の旗手だった故・武弘道先生は1993年に鹿児島市立病院の病院事業管理者兼院長になって以来、15年間の間に鹿児島市、埼玉県、川崎市の3自治体の合計8病院の経営改革に携わり、難しい病院経営の改革を成し遂げた。

これら一連の病院経営改革はメディアにも多く取り上げられるようになり、武先生には〝医療界のカルロス・ゴーン〟の呼び名がされるようになった。

病院という組織は複雑で、しかも様々な利害を持った人たちがその職場に集まっている。

かつてピーター・ドラッカーが「病院を経営できる者はどんな会社も経営できる」と発言しているとは、武先生の本にも引用されており、それぐらい病院を経営することは難し

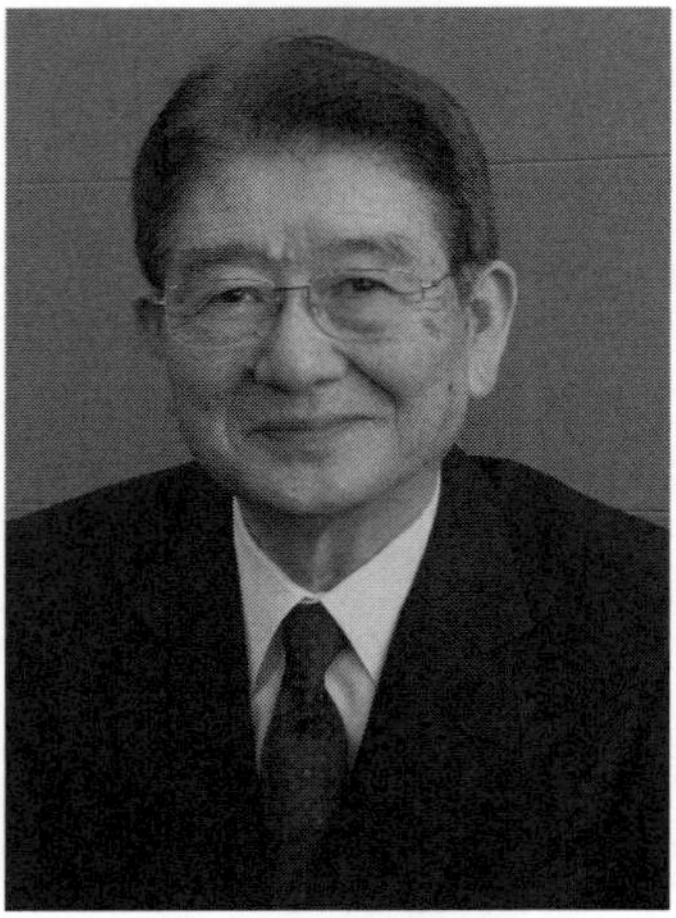

武弘道氏

いことを言い表している。

そんな武先生と私が知り合うことになったきっかけについて、まず触れたい。

私は1999年（平成11年）3月からスタートした埼玉県立病院改革推進委員会の委員の一人に就くことになった。

当時、この委員会の座長には、埼玉県の女性副知事だった齋賀富美子さんが就いていた。

齋賀さんは、その後、国際刑事裁判所で初の日本人裁判官も務められた人だが、残念なことにその後、亡くなられた。

この委員会の発足によって、埼玉県立病院の改革が本格的に始まった。武弘道さんを埼玉にお呼びするきっかけとなったものだ。

この改革がいかに成功したかは、武先生の本（『病院改革は人なり』〈財界研究所刊〉）に詳しい。この本は是非、ご一読をお勧めする。

この改革委員会の委員になる前に、私は総務省の「地方公営企業経営アドバイザー」というものに1995年から就いていた。06年までこの地方公営企業経営アドバイザーを続けた。

総務省にこのアドバイザー制度が設けられたのは、1995年のことだった。従って、これが即ち、武先生と知り合うきっかけとなる発端、ということになろう。

当時、地方自治法が改正され、公認会計士を「包括外部監査人」とすることが法律で決められた。当時、地方自治体の監査委員が空洞化していることが問題となり、自治体の監査にはちゃんと公認会計士を雇用してしっかりした監査を行おう、ということになったのだ。

脱線するが、石原慎太郎・東京都知事（当時）などは盛んに、監査委員や監査人が公認会計士になったのはよかった、と言っていた。

包括外部監査人制度ができたとき、私は日本公認会計士協会でその制度普及のための委員をやっていた。そうした流れで、地方公営企業の経営アドバイザー制度がスタートしたときに、アドバイザーになった。

それを受けて、私は当時、自治体病院では大物だった全国自治体病院協議会会長の諸橋芳夫さんのところへ行くことにした。それは会計士協会としての営業目的でもあったのだが、「会計士たちが（病院経営に関する）勉強会をしたがっているので、勉強会を開きたいのです」という相談のためだった。

日本公認会計士協会の会長からは「では、これが営業費用です。これでやって下さい」と言われ、勉強会を開くための資金として50万円の資金提供を受けることになった。

その上、では講師は誰がいいか、と諸橋さんに相談すると、「これはいいことだから講師も紹介しましょう」ということになり、そこで一番最初に紹介されたのが武弘道先生だったのだ。

総務省とのパイプ

武先生に公認会計士協会で行った勉強会の講師になってもらったあと、この勉強会では、その後に全国自治体病院協議会の会長になられた、当時、全国自治体病院協議会の常務理事だった小山田惠《こやまだけい》さんという、私がその後6年間仕えることになる方にも講師になっていただいたりした。

そこから私は、公認会計士として、病院の経営改革ビジネスに携わっていくようになった。

総務省で地方公営企業経営アドバイザーの制度が始まったあたりの経緯を振り返る

と、当時、私は税務の専門誌に登場する機会が多くなり、その中で「納税通信」という税務の専門誌からの依頼で、自治省（現総務省）の事務次官をやられた松本英昭さんとの対談を3回にわたって行ったことがあった。

これが総務省に人脈ができるきっかけだった。

普通、事務次官など官僚の大物との対談ならば、協会長クラスの人との対談になるはずだが、当時の公認会計士協会の会長が私を評価してくれていて、一介の公認会計士である私と事務次官との対談が実現した。

そうこうしているうちに総務省から地方公営企業経営アドバイザー制度をつくるということになり、第一号のアドバイザーに私が選ばれて、長く私一人がアドバイザーの時期が続くことになった。

これには予算の関係もあったのだと思う。

私は結局、総務省地方公営企業経営アドバイザー制度の第一号のアドバイザーを13年間勤めてから辞任した。

総務省の地方公営企業経営アドバイザー制度は、この制度ができて最初のうちの4、5年ぐらいはその存在をオープンにしていなかったので、一般にはあまり知られていないものだった。

埼玉県立5病院は2000年代の半ば頃まで、毎年140億円近い赤字を垂れ流していた。知事の土屋義彦氏も2003年に辞任された。この赤字を何とかしなくてはならないので、外部の人を集め、副知事の齋賀富美子氏を委員長にして県立病院改革推進委員会が作られたのは前述の通りだ。


この改革推進委員会の委員の中には、現社会保障審議会の会長・大森さんもいた。社会保障審議会の会長職というのは、社会保障関係では一番権威がある人が就任することが慣例になっているところだった。

そういう委員に関して、埼玉県の担当者の人たちが、外部の委員で誰がいいかを選任するとき、私は河北総合病院理事長の河北博文さんらと一緒に候補者としてノミネートされたのだ。

医療改革に携わる原点・姉の思い出

自由民主党参院幹事長、参議院議長を務め、埼玉県知事となった土屋義彦氏は、実は郷里（静岡県・下田市）での私の先輩に当たる人だった。下田北高校（現・県立下田高校）で、私は土屋氏の後輩だったのだ。しかし、当時、私は、土屋氏からは嫌われていたようである。

この土屋氏は、大正製薬名誉会長の上原昭二氏の実兄に当たる。ちなみに大正製薬現会長の上原明氏は、住友銀行元頭取の堀田庄三氏（故人）の二男に当たり、私とは同い年だ。

その昔、私の姉は上原家で住み込みのお手伝いとして働いていた縁があった。その姉は、私が学生の頃、敗血症で若くして亡くなった。歯を治療した予後が悪く、敗血症にかかってしまったのだ。敗血症は非常に危険な疾病だが、それだけで必ず命を落とさなければならない病気ではなかった。良い医療を受けられなかったからだ。

良い医療を受けられるか受けられないかで、生死が分けられてしまう。

そのことに強い疑問と憤りを感じた。

これが私が生涯をかけて、よりよい医療のための改革の仕事に携わる大きなきっかけになった出来事だ。

土屋氏に嫌われたある出来事

埼玉県が改革推進委員会の委員として私を雇うかどうかを検討していたとき、土屋知事がある県職員に向かって「こいつは生意気だ。知っている奴だぞ」などと言って、たいそう機嫌がよくなかった。これで県は、私を採用する判断をするのにたいへん困っていたそうだ。

県立病院の改革をやらせるのに、河北さんと私、どちらを選ぶか、ということになり、結局、埼玉県の秘書課長が私のところにやってきて「知事は長さんのことを『知っている』と機嫌が悪い表情でおっしゃるのですが、これはどういう意味なんでしょうか？」と尋ねてきた。

私は、土屋氏が参議院議長、自民党参議院幹事長になる前からいろいろ選挙のお手伝いをしていたので知っています、と答えた。

以下に、土屋氏と私が仲違いする原因となった件について明かす。

あるとき、私は土屋氏の秘書の就職の斡旋をしたことがあり、そのとき土屋氏からひどく怒られたことがあった。

この件はもともと、土屋氏の奥さんから頼まれてやったことだった。

その件について土屋氏に呼び出され、自民党の幹事長室へ行くと、土屋氏は後ろ向きのまま「お前がうちの秘書の就職斡旋をするんだって?できるものならしてみればいいじゃないか」と怒鳴られた。

私は、先輩の奥様から頼まれたので、その義理で病院の事務長職に就職を斡旋したのだが、いくら先輩とはいえ、そういう態度で怒鳴られたので、もうこの人とは二度と付き合いたくない、とそのとき思った。

それからは、土屋氏が参議院議長になり、埼玉県知事になっても、その間は選挙運動を一切、応援しなかった。音信不通の期間が長く続いたのだ。

だから私は、土屋氏からはずっと、嫌われていると思っていた。

土屋氏が埼玉県知事として三期目に入り、県立病院改革に本格的に取り組むことになった。

民間から委員を採用することになり、しかし県ではこのような事情で委員の採用に困っていた。ノミネートされた東京大学の教養学部長は、当然、すんなり決まった。

私の採用については県の役人が判断に困った。県からは職員が来て、前述のような話をする。だから私は、「じゃあ知事に電話してみます」と言って、知事室に電話をした。そうすると土屋氏本人が電話に出た。

土屋氏は意外な人物から久しぶりの電話がかかって来たからだろう、ぶっきらぼうに「何だ?」とおっしゃった。

私は「委員にノミネートされたそうなので、お電話いたしました」と話すと「わかった」と言っただけで、がちゃんと電話を切られた。

そうしたら私は委員に選ばれていた。

埼玉県立病院の改革トップだった齋賀さんのこと

埼玉県の県立病院改革推進委員会では、県立病院改革について答申を出してから後、土屋氏は私のことをたいへん評価するようになっていった。

委員会での議論は毎日のように行われた。

この県立病院改革を推進するトップは、形式上は齋賀副知事（当時、故人）だった。齋賀副知事は、今の皇太子妃雅子様のお父さんとの関係で、外務省から来られた人だった。

後年、「長先生との病院改革の仕事が一番面白かったわ」と言われたことが思い出深い。たいへん愉快な方で、ゴルフも一緒にやったりしたことが懐かしい。齋賀さんはその後、米国シアトル総領事となり、ノルウェー全権大使にもなられたりして、最後は国連で日本人初の女性裁判官をやられて亡くなられた。

まだまだこれから活躍できる年齢だったのにたいへん残念だ。

土屋知事が武先生獲得のために鹿児島に乗り込む

私は土屋氏から、病院改革が成功したら次は浦和競馬の改革をやってくれ、と言われた。

公立病院と同様に地方競馬は、当時からどこも大赤字経営で苦しんでいた。

それで浦和競馬の改革をやることになった。私は馬券も買ったこともないのですが、と返事をしたら、病院改革はうまくいったじゃないか、と土屋氏から言われた。

その頃までには私は、武弘道先生と親しくなっていたので、土屋氏に武先生を紹介してあげた。

それで土屋氏は鹿児島市長に電話をして、当時、鹿児島市立病院長だった武先生をいただきたい、と言って引き抜くことになった。

鹿児島市民病院は当時、日本一の病院という評判だったから、鹿児島市長もそう簡単には武先生を引き渡せない。だから、土屋氏は、「じゃあ俺が直接もらいに行く。俺は知事会の会長だからな」と言って、鹿児島にまで赴くことになった。片や、鹿児島市長は当時、市長会の会長だった。

結局、武氏は埼玉に来てくれることになった。

このことについては、「長さん、うちの主人を誘惑しないで下さい」と言って、武先生の奥さんからは怒られた。しかし武先生は東京に出てくることになった。

これは土屋氏や私の説得だけではなくて、武先生自身が病院団体の会長職ということも念頭にあったからだったのではないかと思う。

浦和競馬は県のワクを越えて統合

浦和競馬の改革では、私は改革委員会の委員長になった。暴走防止役の副委員長は大森彌さんだった。防止役どころか、私より激しかった。

土屋知事は「都知事の石原慎太郎は青嵐会で一緒だった仲間だから、俺から話す。長君、どうやればいいのか?」とおっしゃった。それで私は「大井競馬と統合することが一番です」と答えたのだ。改革の詳細に渡ると長くなるので若干触れるに留めるが、まず大井競馬と統合して、浦和では馬を走らせないようにすれば浦和の経営は黒字になる、と申し上げた。馬券だけを売っていれば、絶対、赤字にはならない。寺銭だけが入るのだから、それは当然である。この統合がうまくいって改革は成功した。要するに、最も負担が大きい競馬場の設備投資がなくなったから経営改善できた。それで馬を走らせる部分は、大井競馬に集約した。そのことで大井競馬の経営もかなりよくなったのだ。

私は競馬場の勉強をするために、いろいろなところに見学しに世界を回った。パリにも行ったし、香港などにも行った。そして現地のジョッキー・クラブに顔を出したりした。それで感じたのは、競馬は馬主など、金持ちのやる〝仕事〟だということだった。

一方で、競馬を見るのは一般大衆だから、馬券についてはコンビニエンスストアなどで売るのがいいのではないか、と考えた。

そんなことを含めて、改革案を提案して、浦和競馬を黒字にすることができた。

浦和競馬は、それまでは労使がたいへんな〝戦争〟をしていたところだった。

競馬の世界は、ご存知のように、たいへんな〝戦争〟の歴史がある。戦後、公営ギャンブルとして成立する過程で、広域暴力団による利権も絡んだ〝戦争〟が繰り広げられたことは、ご存知の方も多いだろう。

浦和競馬の改革委員長の仕事に関しては、私はまったくの素人だったが、そもそも私はこの改革では、「労働組合とはけんかをしない」ということを決めていた。なぜなら、公立病院での改革での経験があったからだ。

労使協調が改革成功の要

いろいろな相手と〝戦争〟をしてきたけれども、私は労組との決定的な対立には至ったことがなかった。

病院の場合、相手となる労組は自治労、医労連となるが、彼らとは最後は手を取り合ったのだ。なぜなら、病院の経営改革に関しては、とにかく職場を守る、地域を守る、という一点では、労使ともに利害は一致しなくてはならないからだ。

これはたとえ様々な対立があったとしても、絶対に弁護士には頼らない、まずは交渉で解決する、ということを旨にして改革に取り組んできたからでもある。

そういう歴史をつくってきた。

私が手がけてきた改革で唯一、病院経営とは違った業種となったのが浦和競馬の改革だったが、労組の委員長と私は、お互いに腹を割って話し合いを続け、合意点に達することができた。

私は「あなた方の職場は絶対に守る」という答申を出すことを労組側に約束した。ただし、馬券を売るところと払い戻すところの機械化率がその当時、20％程度だったので、これを100％にして欲しい、というこちらからの要求を労組側には出した。

馬券の売りと払い戻しの場所では、パートの人が、ほかの同様の職種の職場と比較してみても、法外と言えるぐらい、その職とは不釣り合いなほど高額な給料を取っていた。日給で一人、一日1万円が支払われていたのだ。このパート職は全て、なくしたいという要求を行ったのだ。組合側からはこの要求に対して、最後は了解の返事をもらうことができた。

この改革はほぼ、これによって成功できた、と言えるものだった。

第2章

公立病院改革に乗り出す

菅義偉氏、大田弘子氏と「公立病院改革懇談会」

平成19年（2007年）、安倍晋三氏が最初の総理だったとき、菅義偉氏が総務大臣として、総務省に「公立病院改革懇談会」が作られ、私が座長に選任された。その2年後に自民党政権は交代することになるが、菅大臣が私を座長にするときの経緯がいろいろあった。

私はそれまで、菅氏のことを全く存じ上げておらず、なにせお名前も「すが」と読むのを「かん」と間違えていたぐらいだった。

面識が全くなかった菅氏との付き合いが始まったのは、大田弘子氏（経済学者）が推薦してくれたからだった。

大田氏ともそれまでは面識はなかった。安倍政権の頃、ある日、当時、経済財政担当大臣だった大田氏から手紙をもらった。

大田氏は当時、担当大臣として経済財政諮問会議に出席していた。

そこで公立病院の改革が俎上に登った。

一方、菅氏は1000の自治体病院に対して、1病院当たり年間8億円、1000病院で年間8000億円も税金を無規律に投入してきたことについて、総務大臣として徹底的な改革をしたいと閣議で発議し、これが閣議で了解された。

これを受けて公立病院改革懇談会がつくられることになった。

メンバーをどうするかということになり、大田氏が菅氏に「長という方に座長をやってもらったらどうか」とアドバイスをした、ということだった。

経済財政諮問会議は行政組織設置法に基づいた裏付けのある会議だ。

公立病院改革懇談会は、その経済財政諮問会議の答申と、閣議決定によって作られた。従って、懇談会といっても、政権が交代しても行政機関を拘束する強制力がある。厚労省、総務省、財務省、都道府県などに対して実質的に強制力を持った懇談会だ。その座長に選ばれた、ということだった。

大田氏はなぜ私を選んだのか。

私は総務省の地方公営企業経営アドバイザーをずっと以前からやっていたので、そのことはもちろん知っていたはずだった。しかしもっと大きかったのは、その頃、テレビ東京の番組「ガイアの夜明け」で、公立病院改革のことが取り上げられ、そのときに登場したことが2回あり、それを見られたということだった。

この公立病院改革のことは日本経済新聞でも取り上げられた。大田氏からいただいた手紙には、TV番組を見て「感動した」ということが書かれていた。手紙の最後に「菅というのは非常に志のある立派な人ですから会ってくれませんか」ということが書かれていた。

これは大変名誉なことなので是非お会いしたと思い、お会いさせていただくことになった。

国会の中に大臣控え室があり、そこで2人とお会いしたのが最初だった。そのときには総務省の偉い人が全員ずらっと並んでいたが、菅氏は「これから長さんと大事な話があるから、諸君は出て下さい」と言って、3人で話をした。

「委員20人は多すぎる」

その席で、菅氏から「公立病院の改革を抜本的に行いたい」という話があり、座長をやってくれませんか、と言われた。

私でよろしいんでしょうかと聞くと、一番経験がある、と言ってくれた。

私は委員はどういう方々か問うてみた。すると即座に20人の名簿を出された。ところがそのメンバーを見せていただくと、各界各層を代表するようにお名前が出ているけれど、私が期待する人が1人も入っていなかった。

これでは改革はできない、ガス抜きで終わるだろうと思い、そう申し上げた。そして私はメンバーはせいぜい6人ぐらでいいと注文した。では誰にするか、あなたが推薦した人を入れる、と菅氏からおっしゃっていただいた。私はまず、埼玉県4病院と川崎市3病院での改革で実績を挙げた武弘道先生がいいと推薦した。私の師匠である武先生が入らなければ絶対に引き受けられない、という考えだった。

次に民間では一番業績がいいといわれる長野県松本市の相澤病院の相澤孝夫・理事長兼院長を推薦した。それで自分を含めて3人。全部で6人だったら、委員の意見がまとまらないときでも何とかなる。

菅氏は最後にこう言ってくれた。「自分は全国の病院改革を実現させるために、長さんのコピーを１００人つくりたいのだ」と。それは大変光栄なことだと思った。

そしてこの懇談会で答申された「公立病院ガイドライン」は、すべての表現を断定的なものにした。これは私が、曖昧な表現は容認できないと思ったからだ。だから日限や金額、方法などが全て、断定的な表現になっている。こうした表現は、こういう答申の文言としては珍しく、結構、評判になった。

というのも、役所の答申はだいたい、「検討する」や「善処する」という表現が一般的で、いつまでにどうするということは書かれていないのが普通だからだ。

この表現にすることについても全て、菅氏が呑んでくれた。

そういうことを約束通り、菅氏はやってくれた。だから今、「公立病院改革ガイドライン」は全国の公立病院に対して、ちょうど「水戸の印籠」のような形で動いていると思う。

政府からの報酬は少ないほどいい

菅氏はまた、改革を実現させるために、お金もつけるとおっしゃった。実際に予算をつけた。本予算で、都道府県に300万円、市町村に200万円、病院経営改革を「助言する人」を雇う場合の予算をつけたのだ。

私のような人間を100人増やせば公立病院の経営は良くなる、と本気で思ったのではないか。一人でもこれだけできるわけだから、その考えは間違ってない。

菅氏はこのように、非常に実行力がある人だ。そして約束を守る人でもある。

ただ、お金を付けることはどうかと思った。その際に申し上げたことがある。「大臣、助言する人は主に公認会計士を想定されているでしょうけれども、お金を出したら駄目です」と。なぜなら、政府からそんなにたくさんお金をもらったら、役人の言いなりになってしまうからだ。しかしそれは無視された。お金は結局、出ることになった。

できればこうした報酬は少なければ少ないほどいい。

「包括外部監査人」(平成9年の地方自治法の改正で導入された制度。平成11年度から都道府県、政令指定都市、中核市で義務づけた）のときもそうだった。政府からお金をたくさんもらったら、いくら第三者機関と言っても、その人たちは役人の顔の方ばかり向いてしまう。

ちなみに私は、総務省からは13年間、1日当たり7000円の日当しか貰っていない。だから市長に「あなたは辞めるべきだ」と言えるのだ。一度に200万、300万円ももらったら、役人の言いなりだ。

公認会計士ならそんなに頂かなくても、そこでのいろいろなノウハウを得たり、人脈ができるメリットが十分あるから人は集まる。そう菅氏と大田氏には言ったが、それは意見が一致しなかった。

菅氏が偉いと思うのは、有言実行のところにある。公立病院改革懇談会を本気で立ちあげて、改革ガイドラインを作った。

その後、菅氏とは野党暮らしの浪人中に2回ほどお会いしたことがあった。

菅氏は高校を卒業すると東京に出てきて、働きながら法政大学の夜学を出られ苦労人だ。だから私は意気投合することができた。

いまは官房長官で、偉くなられたので、それ以降はお会いしたことはない。

平成25年度は公立病院改革の締め切り年度、仕上げの最終年度に当たる。公立病院に対して大きな改革が行われるようになったのは、菅氏が公立病院改革の仕事で私を登用してくれて、2年間、その下で仕事をさせてもらったことが大きい。成功の件数は少ないが、公立病院改革のモデルになりつつあると実感している。

第3章

自治体病院改革のモデルケースに（氷見市民病院の改革）

森・元総理が「全国のモデルケース」と挨拶

富山県にある金沢医科大学氷見市民病院は、もともとは市内で唯一の公立病院だったところだ。これが長年に渡って周辺病院への患者流失と、医師・看護師不足などによって年々、経営が悪化し、市の財政では持ちこたえられなくなっていたため、石川県にある私立医科大学である金沢医科大学を「指定管理者」として再生された病院である。

この病院の経営改革に私は深く関わることになった。

前章で労使協調が病院経営改革を成功させるための要になった、と書いたあとに、こういうのも変なのだが、ずっといろいろな病院経営改革を経験してきた中では、労働組合とかつてない激しい戦いとなった例も少なからずあった。

この氷見市民病院の改革は、その最たる例の一つであった。

実は、金沢医科大学の顧問には森喜朗・元内閣総理大臣が就いていて、2011年8月20日に新病院の完成を記念した祝賀会を行った際には、祝辞を述べていただいた。

祝賀会では私も挨拶をしたが、森氏は祝辞挨拶の中で「金沢医科大学氷見市民病院の改革と経営手法は自治体病院のモデルケースとして全国から注目されている。真心にあふれ、安心して受診できる病院を築いてほしい」という言葉を述べてお祝いしてくれた。このときは本当に苦労のしがいがあったと思いうれしかった。

この祝賀会には自民党の代議士がほかにも何人か来られ、「国会でこのケースを取り上げるべき」とまで言ってくれたことも私を感激させた。

氷見市病院の改革の取り組みは、『金沢医科大学氷見市民病院の挑戦「地域医療」が元気になった！』という冊子として最近、金沢医科大学から出版された。その発売元となった北國新聞社会長とは私と早稲田大学の同期だ。

この冊子には氷見市民病院が「公設民営」となり、税金投入なしで立派に再建された苦難の歴史が記してある。

「公設公営」を「公設民営」へ

富山県の西の端になる氷見市民病院は、氷見郡厚生病院を前身とし1961年（昭和36年）に市内唯一の公立病院として開設された病院だ。

66年には氷見市幸町に病床数200床の新病院を設け、82年には許可病床数が368床となる。84年に第2病棟、中央棟、リハビリ棟が完成、市の中核医療機関としての役割を担ってきた。

氷見市は当時から人口が約6万人と少なく、隣接する高岡市などに足を運ぶ市民が多いこともあって、病院の収入は伸び悩んでいた。一方で、人件費は高騰し、高度医療機器の導入や不採算診療科設置などのコスト要因がどんどん負担となっていった。

氷見市民病院で、年間、約1億円を超える資金不足が表面化したのは1990年のことだ。翌91年には4億円、94年には7億円にまで資金不足が拡大していった。

95年度にはついに、経営健全化5カ年計画を国に提出して、赤字経営の解消に取り組んだ。しかし計画最終年の99年度末の累積債務は3億円超となり、健全化はできなかった。しかも２０００年度になると累積債務は７億円超とさらに拡大。経営状態がいっこうに改善されていないことが浮かび上がった。

市は再び、０１年度から５カ年の経営健全化計画を策定した。

しかし、この間、国の度重なる医療費抑制政策や、０４年度から導入された新臨床研修制度等などの影響から、０５年度以降は今度は医業収入が大幅に減少し始め、累積欠損金は０５年度末にはとうとう、３０億円を突破した。

また、マンパワー不足がこれに追い打ちをかけ、さらに施設の老朽化による競争力の低下も著しくなっていった。

市は新病院の建設を検討をしていたが、それどころの状況ではなかった。

国は「三位一体改革」によって地方交付税を減額、一般財源総額も減額となり、地方自治体が赤字の病院事業へ補填する余裕はどんどんなくなっていく状況にあった。

病院経営の抜本的改革が行われない限り、病院事業へ補填を続けなくてはならない市の財政も破綻しかねない状況に追い込まれていった。

この状況を打開するために、堂故茂・氷見市長は、抜本的な病院経営改革の断行を決断した。

2007年4月、市長は氷見市民病院経営改革委員会を設置。その委員長として私に白羽の矢が立った。委員は全部で9人。市側から4人、病院運営に経験を持つ有識者・医療専門家5人という構成だ。

私に白羽の矢が立ったのは、北海道の夕張市立総合病院などでの再建・民営化の手腕が評価されてのことだった。

委員会のメンバーは以下のような面々だ。

氷見市民病院経営改革委員会メンバー

委員長　　長　隆（東日本税理士法人代表社員）

委員　　長松宜哉（社会医療法人関愛会理事長）

〃　　佐野利昭（(社)全国社会保険協会前常務理事）

〃　中村彰吾（聖路加国際病院事業管理部長）
〃　樋口幸一（総務省地方公営企業アドバイザー）
〃　前田利寛（氷見市民病院経営改善検討市民委員会委員長）
〃　梶　義明（氷見市民病院経営改善検討市民委員会委員）
市側委員　中田清信（氷見市副市長）
〃　加藤弘巳（氷見市民病院事業管理者・病院長）

経営改革委員会では3回に亘る討議を経て、この年、07年5月末には2カ月という短期間で答申を出すに至った。

答申のポイントは、現状の「公設公営」では継続が不可能であるということと、そのためには2008年4月を目途に氷見市民病院は「指定管理者」制度を導入して、民間のノウハウを取り入れた効率的な経営形態とすること、これと併せて老朽化が著しい病棟に代わる新しい病院を建設する準備に速やかに取りかかること、というものだった。

要するに、「公設民営」に移行するのと併せて新設病院を作れ、ということだ。

これを具体的に進めるにあたっては、氷見市の対応も迅速だった。

市は、病院管理職員や本庁職員などへの説明会や、市民病院経営改善検討市民委員会・市民病院建設予定地選定委員会の設置、行政改革推進市民懇話会の開催などを矢継ぎ早に実施。07年7月には、氷見市民病院の指定管理者制度による公設民営化の方針を発表するとともに、市職員労組に対して、公設民営への移行と労使間の事前協議制の解約を通告した。

同年9月から10月にかけて、氷見市民病院の指定管理者の公募が行われた。これに応募してきたのは金沢医科大学のみであった。審査と審議の結果、金沢医科大学が08年から27年までの20年間、氷見市民病院の指定管理者となることが決定した。金沢医科大学では、近隣にある富山大学や金沢大学との連携体制の構築を目指していたことも、この決定を左右した。

ちなみに、大学が自治体病院の指定管理者となるケースは、川崎市立多摩病院の聖マリアンナ医科大学に次いで2例目であった。

ただ、川崎の場合は、人口増加が見込まれる地域に新しくできた病院だった。氷見

老朽化による施設面の弊害が目立ち、増改築が課題となっていた旧病院＝氷見市幸町

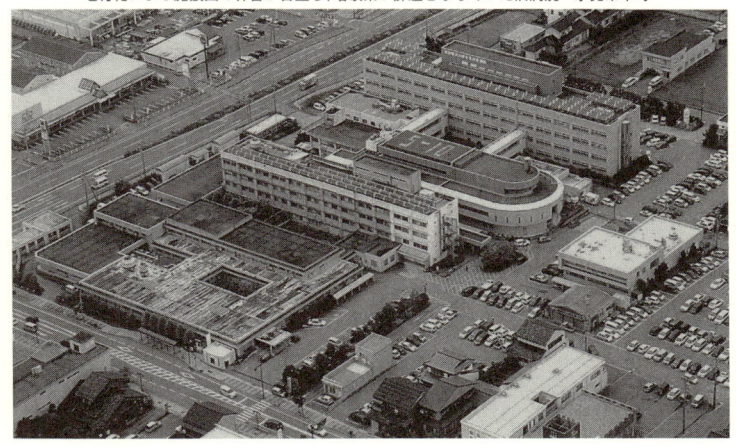

2011年５月31日に竣工した金沢医科大学氷見市民病院の新病院＝氷見市鞍川

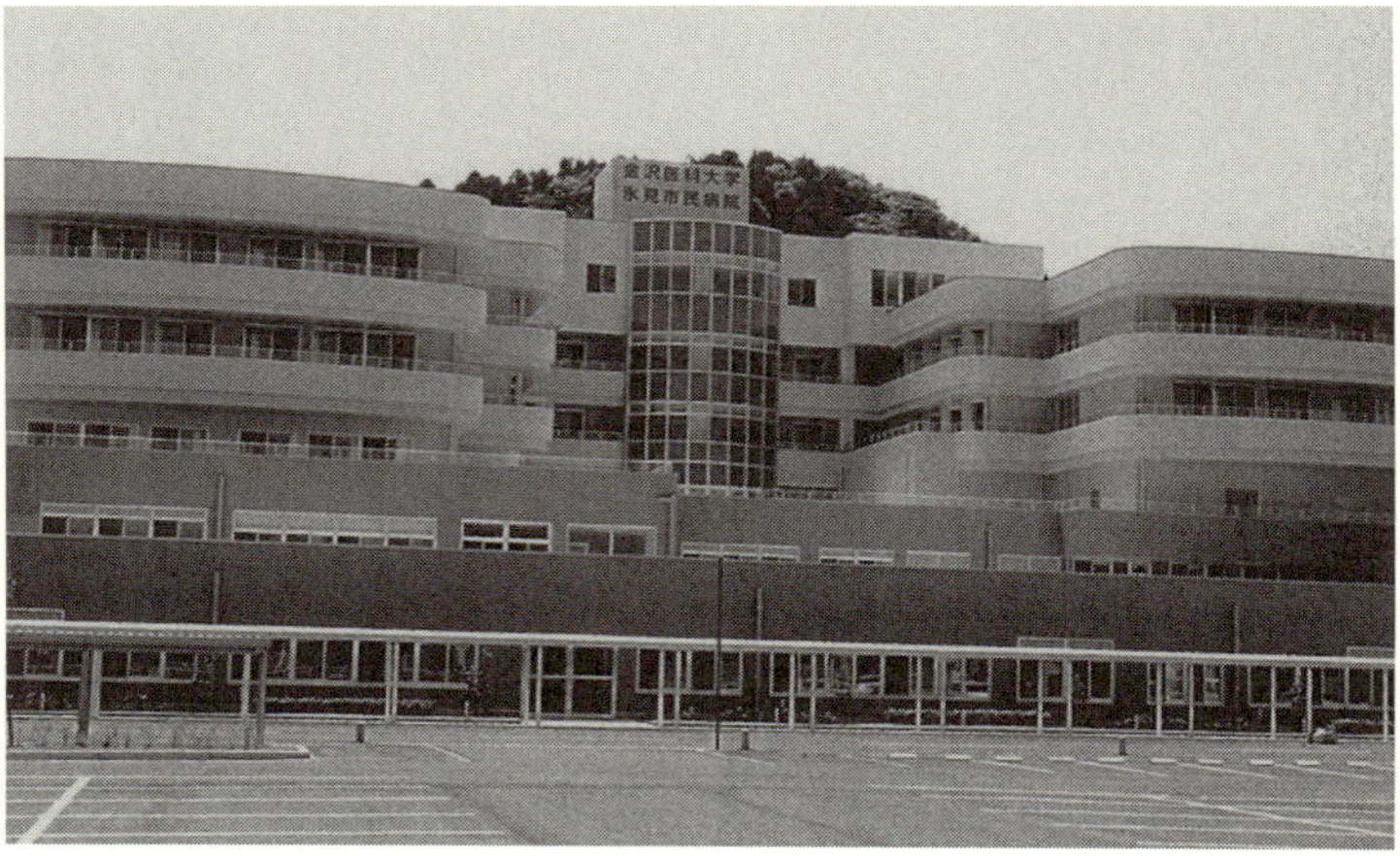

市の場合は、医師不足で経営難に陥っている病院の再生、というケースであり、川崎市の例とは大きく事情が違っていた。

氷見市民病院の再生は、地域の複数の大学が関与するという点からも自治体病院再生の一つの試金石として全国から大きく注目されるものであった。

「指定管理者」制度とは？

ここで、一般の人にはあまり馴染みのない「指定管理者」制度について解説しておこう。

公立病院など公の施設の管理は、それ以前は地公共団体やその外郭団体が行うことに限られていた。

２００３年（平成１５年）に地方自治法の一部改正が公布・施行され、その管理を民間の事業者でも行えるようになった。

これによって、民間では当たり前のコスト管理意識や競争原理を導入して、サービスの質的向上を図り、サービスを受ける側の利便性を向上させるとともに、経営母体である地方自治体の財政負担の軽減を同時に図る、という狙いである。

これは自民党の小泉内閣時代に進展した、民間活力の導入を図る政策の一つ、と捉えることができる制度だ。

ただし、この実施に当たっては、条例で指定の手続き、管理の基準、業務の範囲などを定めることが必要であり、また指定管理者の指定についても当該自治体の議会の決議が必要になる。

この制度の導入により、指定管理者による病院経営の総合的な管理・運営が可能になった。ただし現実には、どこが指定管理者になるかによって、その後の経営の質が大きく左右されることも留意しなければならない。

公立病院改革ガイドライン

総務省は効率的な病院経営に向けて自治体病院の経営改革を進めるために、病院経営に詳しい有識者の意見集約を行うことを決め、2007年（平成19年）7月から11月にかけて「公立病院改革懇談会」を招集した。5月15日菅義偉・総務相の経済財政諮問会議の発議が端緒であった（懇談会の設立経緯については、第2章を参照）。

この懇談会は、菅総務相が指名して、座長として白羽の矢が立ったのが私だった。構成員は私を入れて合計で8人。相澤孝夫・医療法人慈泉会相澤病院理事長、今岡輝夫・島根県地域振興部次長、島崎健治・政策研究大学院大学教授、武弘道・川崎市病院事業管理者、和田頼知・監査法人トーマツ公認会計士の5人と、オブザーバーとして厚生労働省医政局総務課長、同指導課長が加わった。

この懇談会での検討結果を踏まえて、同年12月に「公立病院改革ガイドライン」が策定された。

このガイドラインでは、病院事業を設置している全国の地方公共団体に対して、08年（平成20年）度内に「公立病院改革プラン」を選定して、経営改革に取り組むように要請をしたものだ。

具体的には、「病床利用率」が過去3年連続して70％を割る病院は、病床数等の抜本的な見直しのほか、病院の再編・ネットワーク化や経営形態の見直しを求めるものだった。

さらに経営形態の見直しでは、地方公営企業法の一部適用から「全部適用」への移行、地方独立行政法人化（独法化）、「指定管理者」制度の導入、民間譲渡——などの選択肢を提示し、そのほかに診療所化や老健施設化等を含めた幅広い見直しを求めていることに加えて、経営形態の見直しでは「5年程度を標準」と明示して、この改革の取り組みは時間との戦いでもあることを地方公共団体に対して改めて確認させるものとなった。

このガイドラインが策定されたのは、2007年の通常国会で成立した「地方公共団体の財政の健全化に関する法律」の施行を受けて、地方公共団体が経営する病院事業が、事業単体として、また当該地方公共団体の財政運営の観点から、一層の健全性が求められることになったからだった。

要は、地方公共団体の財政が逼迫している折り、自ら経営の効率化を進められない自治体病院はただちに民間譲渡を含めて経営形態の見直しを図れ、ということを促すガイドラインである。

改めて自治体病院の設置・運営形態を整理すると、民間譲渡以外で存続していく自治体病院は、以下に6つの経営形態に分類できることになる。

①地方公営企業法一部（財務規定）適用

②地方公営企業法全部適用……「病院事業管理者」を設置
③指定管理者制度（代行制）……診療報酬を地方公共団体が収受
④指定管理者制度（利用料金制）……診療報酬を指定管理者が直接収受
⑤特定地方独立行政法人（公務員型）……役員・職員の身分が公務員
⑥一般地方独立行政法人（非公務員型）

氷見市職員労組が一貫して反対

氷見市民病院の「公設民営化」に対しては、氷見市の職員労組はその検討段階から反対姿勢を示していた。

最初に氷見市が、氷見市民病院の公設民営への移行と労使間の事前協議制の解約を通告した際には、労組は当然のごとく反発した。以来、労組側は、上部団体組織と一体となっての公設民営化反対運動を様々な場で展開していった。労組側は今日に至るまでその反対姿勢を基本的に変えてはいない。

一般的に労働組合が公立病院の民営化に反対する理由は単純である。

公立病院が民営に移行すれば、看護師を始めとする病院職員が公務員の身分を失ってしまうからだ。

地方自治体の財政が逼迫し、地域の医療を担うべき病院の経営が崩壊するかしないかという瀬戸際の厳しい時期に、自分たちの身分だけは何としても死守して明け渡そうとしない頑なな姿勢はたいへん身勝手なものに写るだろう。

こうした姿勢はいずれ世間に通用しなくなる。労組活動全般への共感が年々、一般市民から失われていっているのは、こうした頑迷な体質が影響しているのではないか。そのことをよく認識するべきだ。

その年の10月になると、労組側は、連合富山から氷見市に対して、雇用や労働条件について十分な協議を労使が行うことを求める申し入れを行ってきた。自治労県本部からも、職員の身分、雇用、労働条件の交渉は組合側が一括して窓口となることを告げ、病院職員側と個別交渉をしないようにと申し入れてきた。

しかし市は、職員がいったん退職し、金沢医科大学が再雇用をする方針を絶対に譲らなかった。

なぜなら、身分が公務員のままでは、昇格には関係なく昇給が保障される公務員に特有の「わたり」という慣例を払拭することができず、そうでなくても民間病院と比べて高い公立病院の人件費を抑制することが実現できないからだ。しかもそれだけでなく、それでは病院内で2種類の給与体系を許すことになってしまう。

氷見市と金沢医科大学は、市の職員労組に対して「大学職員として再雇用」を提案していた。

給料は国家公務員並みに下がるが、市が2年間、従来の月給と期末手当を維持する現給を保障することに加えて、3年目から5年間は給料が下がる差額の25～75％を保障するという激変緩和措置まで用意して、さらに退職金も支払うという条件を示していた。

それでも労組側は、自分たちの公務員身分が維持できなくなることは受け入れられないとして、これに応じなかった。

そうした中で、08年4月に「金沢医科大氷見市民病院」として新たなスタートを切る新病院職員の職員募集が、同年1月の募集締め切りスケジュールで行われることになった。

ところがこの募集を締め切ってみると、07年7月時点では労組に加入している職員数が約230人もいたのに、応募してきたのは非組合員の管理職や嘱託、パート職員など約60人に過ぎなかった。

氷見市は再度、堂故市長名で再雇用に応じるように呼びかける文書を職員に送付した。このままいけば、たとえ一般公募を募ったところでとても4月からの開院には間に合わなくなるからだ。

不測の事態に備えて、市は入院患者を他病院に振り分け、外来診療のみでの開院の検討も始めた。

この検討の決定は、労組側を逆に焦らせた。

新病院としてのスタートが、診療所からのスタートに変更せざるを得なくなれば、組合員の雇用を守れなくなるのは間違いないからだ。自治労県本部は一転して募集に応じることを表明して、ようやくこのドタバタに終止符が打たれたかに見えた。しかし、公設民営に反対する職員との争いは、その後も訴訟の形で長々と続くことになった。

労組対策の弁護士任せは失敗だった

労組側は、会員向けの広報誌や、はたまた高速道路のインターチェンジ出口付近での立て看板などを使って、盛んに病院経営側への攻撃をし続けた。新病院への職員募集には応じたが、公設民営化そのものに対しては、徹底して反対の姿勢を崩していなかったからだ。

新病院のＣＥＯと院長は困り果て、労使交渉の窓口の一切は、顧問弁護士に任せることにした。そうした方が、交渉をスムーズに進められて、新しい病院づくりに全力を注いでいけると判断したからだった。

いわば法律のプロにこの問題を任せたわけだが、このことは問題をかえって複雑にしてしまったのではないか、と個人的には考えている。

労組が方針を変えて、新病院の募集に職員が応じたからといっても、新病院は全員を採用したわけではなかった。職員の採否の判断は、言わば経営側の裁量権の範疇にある。このときにどういう判断で採用が行われたのかはわからないが、応募した職員のうち7人が不採用となっていた。

病院の開院から1年が経過した2009年6月、不採用となった7人のうち、薬剤師と看護師の2人が「組合活動を理由に職員採用を拒否されたのは不当」として、氷見市と金沢医科大学を相手に、地位確保や損害賠償を求めて富山地方裁判所に提訴した。

この2人は、実は労組の書記長、委員長だった。

この訴訟に対して、富山地裁は11年10月の一審で「誰を雇うかは雇用する側が自由に決定できる」としてこの請求を棄却した。

この判断理由は至極、当然の内容だと思う。

原告は控訴せず、この判決は確定している。

じり貧病院の改革に「自信はあるか?」とTVレポーターが質問

もともと氷見市民病院は、富山大学が実質、支配している病院だった。

氷見市民病院の周辺では、車で25分のところに大都市である高岡市があり、高岡にはいい病院がたくさんあった。それで患者離れ・医師離れ・看護師離れが起きていた。これで経営はじり貧の状況になっていた。

氷見市民病院は建物も老朽化して古いままだった。そうした中でこの病院はもう閉めざるを得ないだろうと堂故市長も考え、最後に一縷の望みを託して私に電話をしてきてくれたことが、この改革の発端になった。

だからそのとき、彼の志を是非、応援してあげたいという気持ちになった。

結局のところ、富山大学は、ただ医師の意向に沿うだけで、自分たちが働き易い病院へばかり医師を行かせるようにしていたから、氷見市民病院からはだんだん、医師が行かなくなっていった。そうやっていると氷見市民病院がどんどんじり貧になるのは目に見えていたのにだ。そういったことに対しても自分は義憤を感じた。

この病院が生き残るためには何が最善の方法なのかと必死に考えた。だから、そのときの決意はかなり強いものがあった。

経営改革委員会が「公設民営化」で行くという答申を出したばかりのときに、富山の地方TV局である「チューリップテレビ」から取材を受けたことがあった。

TV局のレポーターは「このような答申を出されたけれど、病院を再生できる自信がありますか?」と質問してきた。さらに、「民間から、この病院を経営してくるようなところが本当に出てきますか?」とかなりきつい質問を浴びせられた。

このときのTV放送は録画して今でも残しているが、実は、自分は本当はこの改革に絶対の自信を持っていたわけではなかったのだが、そのときはキッパリと「自信がありますす」と答えたのだった。

本当は自信がないのにそう答えたのは、「ここから氷見市民病院がなくなれば、氷見市は衰退して消えてなくなるほかはない」という堂故市長の悲痛な叫びに対して、何としても応えなくてはならないと思ったからだ。

格好をつけた話だと思われるかも知れないが、何か義侠心のようなものに衝き動かされていた。それが本音のところで、それ以外に、この難しい話を引き受けて何としてもやり遂げようと覚悟をした理由は説明がつかない。

ときに「暗示」が奏功する

病院改革の答申を出したときに、放送局の記者から「病院の再生に自信があるのか」

「そもそも手を挙げるところが出てくるのか」と問われるまでもなく、そもそも指定管理者が出てくることは最初からあてがあって始めたわけではなかった。

なのに「自信がある」「手を挙げるところが必ず出てくる」と公然と啖呵を切ってしまったのだ。

こういう行動は一言で何と言ったらいいか。要するに悪く言えば「暗示」だ。

しかしこうした〝暗示〟は、ときに大事なのだと思う。

ＴＶを通じて、こう断言したことで、「長さんがそう言っているなら、指定管理者が出てくるのかもしれない」という「不安」を、そうなってほしくない人たちに与えたのは間違いなかった。だからそれが、反対の立場の人たちには逆に陽極に働いて、本当にそれが出てきたのではないかと考えている。

当初からはどんなところが指定管理者として手を挙げてくれるのかは全く予想もできなかった。

よもや私立大学が付属病院にしてくれることなどは考えも及ばなかった。

だから、こういう未知への挑戦が改革にはたくさん起こりうるし、それが改革を推進する大きな原動力にもなるのだ。

警察から「ホームの真ん中を歩いて下さい」と言われ……

今や労働組合の存在は、いろいろな改革の「足かせ」になっているのが現実だ。

氷見市民病院の改革がここまで労組側の頑なな姿勢に阻まれた理由は、ここが自治労出身で社民党幹事長である又市征治氏のお膝元だったからでもある。

労組地盤の有力国会議員がいる地域が、どんなに凄まじいところなのか。

こんな話を紹介しよう。

氷見市民病院改革委員会への委員長の就任が決まった後のあるとき、氷見警察署の刑事課長から東京の仕事場に直々に電話がかかってきたことがあった。

とにかく地下鉄の駅のホームを歩くときは「真ん中を歩いて下さい」と言うのだ。

そんなことを言うためにわざわざ警察の方が電話をしてきて下さったのだ。自分は東京に住んでいて、普段は都内で仕事をしているが、答申も出されていないうちに遙か富山からそんなアドバイスをしてくる理由がわからないではなかった。労組が徹底的に反対している「公設民営化」の方向で、改革委員会が答申を出すことは最初から予想されていたことだからだ。

氷見警察からは警備を出すことはできないけれども、とにかく注意して下さい、というような話なので、私は「注意といったって、どうしたらいいんですか」と答えるしかなかった。このときのやり取りは、今でもはっきり覚えている。

そんなことがあったものだから、こちらとしてはよけいにこの改革には燃えるような闘志を抱くことになったのだ。

最後までぶれなかった堂故市長

改革に失敗したら、やはりこの病院はなくなってしまう。

氷見市はもう財政は崖っぷちの状況だった。

改革の選択肢はそんなに多くなかった。自分ができる改革で生き残ってもらうほかはなかった。それに対して、堂故市長は絶対ぶれなかった。それが一番、大きな支えだった。

だから、こう記すのも僭越なのだが、この改革は堂故市長との二人三脚で実現できたのだと思っている。市長の考えに最後までぶれがなかったから、この改革はここまで成功できたのだ。

労組は、公設民営化でいくのなら看護師は病院に残るな、という指令を組合員に出していた。

看護職員は人手不足で就職先はほかにもいくらでもあるから、そういう戦術が可能だった。看護師がいなければ民間から再生を引き受けてくれるところなど出てくるわけがなかったからだ。

これも今だから明かすことができる話だが、労組のこうした戦術に対して、堂故市長は直筆で看護師たちに「何とか病院に残って下さい」という切々たる内容の手紙を7回も出した、という話を聞いている。

そうした労組の戦術の影響もあるのだろうが、結局、職員の2~3割ぐらいが病院を辞めてしまった。

350床の病院で職員は240~250人ぐらいいたのだが、そのうちの2~3割というとたいへんな数だ。周辺はどこの医療機関も看護師不足だったから、どこにでも引き抜かれてしまう状況があった。

この労組の戦術のおかげで、氷見市民病院の改革はいっとき、挫折ギリギリのところまで追い詰められた。残ってくれたお医者さんも大変だったと思う。

氷見市民病院院長の出身病院であり、多くの医師を派遣していた富山大学附属病院の院長のところへは、堂故市長と一緒に訪ねて、引き続き医師の派遣について協力してもらうようにお願いしに行ったこともあった。

市内唯一の公立病院改革でこうした様々な苦労を経験した堂故氏だったが、今度の参院選挙（2013年）では、自民党からの公認で出馬することが決まったことはよかった。非常にいい方を自民党も選んだと思う。

労組に改革の対案はなかった

建物ができてから50年近くが経過し、設備が老朽化していた氷見市民病院に対して、市としては建て直すお金も術もなかった。氷見市民はそれまで、この病院に行くと本当に暗い雰囲気の中で診療を受けるしかなかった。だから、お医者さんはどんどんいなくなるし、産婦人科もついに無くなってしまうなど、診療科目もどんどん減っていった。こういう状況下で、心ある人は何とか市民病院の経営を改革してほしいとずっと思っていただろう。

しかし、その改革に対しては、医労連、自治労連という強大な職員労組の上部組織にその反対闘争の本拠地が置かれ、徹底的にその矛先を向けられ続けた。このために、この改革の闘いは非常に激しく長いものになった。

しかも労組側は、その反対闘争を現在も続けている。

新病院で2人の職員が不採用になったことに対して起こされた裁判の内実も、職員組合の書記長と委員長を採用しなかった、というものであった。

金沢医科大学は私立大学だから、採否の決定は完全に民間の立場からの発想のはずだ。もともといた職員で応募してきた全員を採用できなかったことに関しては、多少、問題がなかったとは言えなくはない気もするが、しかし民間としてはそもそも、民営化に反対の闘争をしかけている組織のトップの人を採用するわけにはいかない、という理屈は理解できるところだ。

そもそもその裁判の訴え自体、それまで聞いたことがない内容のものであった。解雇されたから雇用の確保を求める、というものではなく、新しい病院に採用してくれ、というものだからだ。この裁判を起こす前に、県の労働委員会での調停も行われたが、当然のことながら平行線を辿った。

自治労出身の社民党幹事長のお膝元で、自分たちの組織の維持、その組織の力の示威という狭い考えのために彼らは地域医療を捨てる行動に出たのだ、ということがこの闘いを通して痛感したことだった。

だから彼らからはついに、改革に対する対案は出てこなかった。

公設民営化に反対を唱える労働組合は、最初から改革に対する闘争に敗北していたのだ。なぜなら彼らは、改革案に反対をするけれども、それに代わる職場を確保するだけの代案がなかったからだ。これは決定的だった。

では改革の代案を出したらどうか、と実際に労組側に問うても、そんなものはないから答えようがなかった。ハナから税金を投入して、何がなんでも自分たちを支えろ、という考えしかないのだから代案がないのは当然だった。

第4章

地域医療の崩壊を食い止める戦い（総合国保旭中央病院の改革）

「独法化論者ではない」

以下は、旭市議会議員と旭中央病院神経精神科医師の両方をしている大塚祐司氏が、自身のブログで「長隆氏は独法論者ではありません」として紹介してくれた文章だ。よくまとめていただいているので、そのまま転載させていただくことにする。

…………◆◆◆◆◆◆◆◆◆…………

旭中央病院検討委員会の学識経験者の一人である長隆氏については「独法化一本やり」との誤解が一部にあります。しかし実際には地域の実情に合わせた改革を行っており、病院の経営形態については地方公営企業法一部適用から民間譲渡まで幅広い選択がなされています。

長隆氏及び長隆氏が所長を勤める東日本税理士法人スタッフによる仕事は以下の通りです。

【経営形態等の在り方、改革に深く関与している事例】

阪南市立病院改革プラン評価委員会　委員長（平成22年8月～平成22年12月）
↓指定管理者制度　導入

国保成東病院一部事務組合解散・独法移行協議会　会長（平成21年5月～平成22年3月）
↓地方独立行政法人　導入　一部事務組合　解散

共立湊病院改革推進委員会　委員長（平成20年9月～平成20年11月）
↓指定管理者の変更

近江八幡市立総合医療センターのあり方検討会　委員長（平成19年12月～平成20年1月）
↓地方公営企業法一部適用の病院のPFI契約解除

安房医師会病院経営健全化計画検証委員会　委員長（平成19年9月～平成20年1月）
↓医師会病院の社会福祉法人への委譲（制度上極めて困難な開設主体変更）

泉大津市立病院経営健全化計画検証委員会　委員（平成18年11月～平成20年3

月）　↓　地方公営企業法一部適用の病院の在り方検討
夕張市立総合病院経営アドバイザー（平成18年8月～19年3月）
↓　指定管理者制度　導入　及び運営形態の見直し
東栄町国民健康保険東栄病院経営改革委員会　委員長（平成17年11月～平成18年3月）
↓　指定管理者制度　導入
大阪府泉大津市病院改革委員会　委員長（平成17年10月～平成18年4月）
↓　経営形態変更の検討　↓　一部適用のまま改革
山形県酒田市立酒田病院改築外部委員会　委員長（平成17年6月～平成17年10月）
↓　地方独立行政法人　導入　かつ病院統合
新潟県巻町国民健康保険病院等事業改革委員会　委員長（平成16年12月～平成17年1月）
↓　病院の民間譲渡
名古屋市立5病院市立病院経営改善推進委員会　委員長（平成16年9月～平成18年9月）
↓　指定管理者制度　導入　民間譲渡
京都府大江町病院経営改革委員会　委員長（平成16年2月～平成17年3月）
↓　指定管理者制度　導入

埼玉県立病院改革推進委員会　委員（平成12年1月～平成13年3月）
↓　地方公営企業法　全部適用の導入

【経営形態の変更には踏み込んでいない事例】

十和田市立中央病院経営改革検討委員会　委員長（平成22年1月～平成22年4月）
↓　既に地方公営企業法　全部適用の病院のあり方検討

上野原市立病院　専門委員（平成21年11月～現在）
↓　既に指定管理者制度を導入した病院の在り方検討

豊川市民病院改革プラン策定会議　議長（平成20年8月～平成21年2月）
↓　地方公営企業法一部適用の病院の建替え等検討

公立小野町地方総合病院改革委員会　委員長（平成18年10月～19年1月）
↓　事務組合経営の病院の在り方検討

津島市民病院経営改革委員会　委員長（平成18年4月～平成18年12月）
↓　病院の在り方検討

高浜市立病院事業経営改革検討委員会　委員長（平成18年4月～平成18年8月）
↓病院の在り方検討
蒲郡市民病院経営改革委員会　委員長（平成18年4月～平成18年6月）
↓病院の在り方検討

【東日本税理士法人スタッフが関与した事案】

小山市民病院　↓地方独立行政法人　導入
西城市民病院　↓地方公営企業法　一部適用のまま存続
公立深谷病院　↓民間譲渡
公立能登総合病院　↓地方公営企業法　全部適用

病院統合の難しさ

私はいま、総合病院国保旭中央病院検討委員会・委員長職務代行をやっている。

現役で就いている役職の中では、数少ない重責を伴う肩書きの一つだ。

旭中央病院は千葉県旭市にある市立病院で、病床数は約1000床もある日本最大級の総合病院だ。もともとは1953年に8町村によって開設、2005年に市町村合併によって市立病院となった。2011年に新本館が出来上がった。

そこがいま、医師不足でたいへんなことになっている。

旭中央は、この地域の近くにある100床~150床の病院を統合して、医師・看護師等のマンパワーを集結させた。だから患者さんも周辺からたくさん集まって来る。

小さな病院の経営者に、この規模の総合病院を経営させようとしてもそれはとても無理だ。この5年間、「公立病院改革ガイドライン」を策定した責任者として、改革の経過をウオッチしてきたが、ガイドラインで示した改革の方向はほぼ浸透してきていると思うし、だから満足している。

ようやく統合・再編という改革の流れに、関係者の皆さんがついてきてくれるようになったと思う。ただ、どこでも起きうることだが、統合・再編は口で言うほど簡単にはいかない。文化の全く違う人たちが一緒になるからだ。

だから、理論は分かっていても、なかなか感情面で進まない。

有名な話は、茨城県の桜川市と近接する筑西市の2つの公立病院の統合の案件だ。この統合は見事に失敗した。

この統合で病院改革委員会の委員長を務めたのは、当時の日本医師会会長だった超大物の人物だった。それでも失敗した。

この失敗の原因はどこにあるのか。この改革委員会のトップが出した改革案が利益相反していたからなのだと思う。

当時の日医会長は実は茨城県医師会の代表。しかも政権を取った民主党の幹事長と親しい間柄だった。だからもともと自民党支持だった日医はこの時期、民主党を支持するようになった。これだけでも公正に統合をまとめることに疑問符が付く出来事だった。

ご自身は仕事として別の病院を経営している。そこでどういう統合の結論を出したかというと、ご自分が経営している病院がある市ではなく、統合する相手方の市の方に新病院を作るようにした。ご自身の病院に影響が出ないようにするため、と言われても仕方がなかった。こういう見方は誰もしていないが、私は経験からすぐに気がづいた。こんなことではこの統合はまとまらないと。案の定そうなった。

旭中央病院

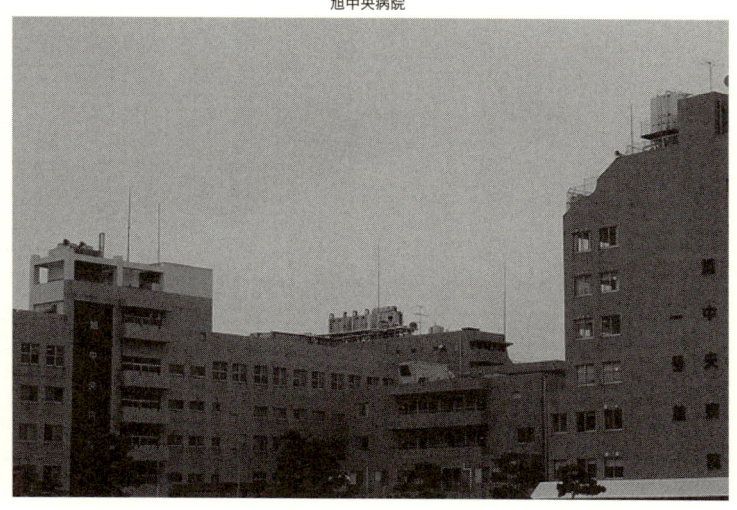

委員長が自分の病院の圏内に新しい病院を作るというなら、みんなが賛成してついていっただろう。自分の方にマイナスの影響が出るのは困るという考えを持っていたら公の仕事はできない。それではその下で働く人はやる気をなくしてしまう。

個人的な、利益誘導的なことをやっていたら、公の仕事など、うまくいくはずがない。

筑波大学も、2病院には医師は派遣できないと言っている。150床、200床程度の病院があるところに総合病院を作るのだから、それはたいへんだ。

地元議員たちがこれに絡むからよけいや

やこしい。みんな自分たちの選挙区の病院を中心にしようとするからだ。それで、まず、場所が決まらない。

日本医師会長が委員長をやってもまとまらない。茨城県がリードしてもまとまらない。議員は選挙のことがあるから自分の地元にどうしても残そうとする。このままいけば、公立病院改革ガイドラインに則って、病床利用率が70％を切った場合は廃院が勧告されることになる。

その最終年度が平成25年度だ。

だから急ぐ必要がある。何とか前向きに進めたいが、いったん壊れた地域医療を元に戻すのは難しいかもしれない。

経営破綻が目に見えているなら、病院のスタッフを中心にして、客観的に経営を統合する案を決めていくべきだ。それも政治家は一切抜きで。自治体の本庁も抜いて、現場の医師と看護師さんの代表が寄り集まって決めることがいい。どう生き残るか、どこに統合するか、ということを。それを現場に任せるところまでやる。

こういう「金は出すが口は出さない」改革の方針なら、再生はうまくいくかも知れない。

いま旭中央ではそうやって最後の賭けに乗り出しているが、これがうまくいくかは分からない。

公立病院経営破綻のドミノ現象

千葉県旭市の周辺では、公立病院経営の破綻が連鎖するドミノ現象が起き始めている。

発端は、平成20年に約400床の銚子市立総合病院が破たんしたことにある。

理由は働く医師がいなくなってしまったからだ。

銚子市立はそれまでは、医師不足を日本大学医学部が引き受けて賄っていた。結局、日大が引き受けられなくなった。労働環境が厳しい場所で働こうとする医師がだんだんいなくなっていったからだ。

銚子市立の患者は市内外にある周辺の病院に移った。どこも20~30分もあれば行くことができるからそれ自体は問題はない。それで銚子市内にある民間病院と、隣接市の旭市の旭中央病院、川を越えた茨城県神栖市にある約300床の鹿島労災病院へ、患者が分散した。

自治体には赤字経営の病院は閉院して患者は他市町村に移ってもらった方が財政がラクになって助かる、というとんでもない計算が働き出していることもあるのかも知れない。

その結果、同じように医師が足りずに破綻する自治体病院から患者が周辺へなだれ込んで、さらに患者がなだれ込んだ別の公立病院が医師不足で破綻に追い込まれるドミノ現象が始まることになった。

銚子市立の患者を一部受け入れた鹿島労災は、有名な重工業地帯の鹿島にある労災病院で、銚子市立が破綻したあと、そのエリアの救急患者を引き受けてきた。これでしばらくしのげるかと思っていたら、2013年2月、今度はその鹿島労災の勤務医の半数が退職する事態となり、鹿島労災の実質的な破綻が避けられなくなった。

鹿島労災の勤務医退職の原因は、12人の医師を派遣していた千葉大が一斉に医師を引き上げてしまったからだ。残った勤務医は8人で、これで300床の病院を賄えるわけがない。この病院での救急医療は完全にストップした。

私は早速、現地に飛んだ。神栖市の市長にも、旭中央の検討委員会委員長代行としてお会いした。銚子市で唯一の救急病院だった病院の患者を受け入れてくれた鹿島労災を支援してくれないでどうするのかと詰め寄った。これでは銚子市の救急患者は皆、旭中央に押し寄せてきてしまう。そうでなくても旭中央は患者が満杯の状況で、スタッフは過酷な労働環境下にあると訴えた。

地域医療が医師不足によって破綻するドミノ現象の問題はいま、日本の地域医療を揺るがす大問題になっている。何せ、厚生労働省傘下の労災病院までもが手を挙げてしまったのだから問題は深刻だ。

逼迫する銚子市の救急医療

銚子市の救急患者はどこへ行くのか？下手をすると救命医療が間に合わなくて亡くなってしまうということにもなる。

この2月以降は、とにかく他の病院に回さなくてはいけなかった。

鹿島労災には4月1日からは交代の院長だけは来ることになった。新聞報道では医師8人が残ったというので見に行ったら、実際には勤務医は3人しかいかなった。これでは病院とは言えない。最低でも30~40人医師がいなければ、この規模の病院は成り立たない。

茨城県は打つ手がないと言っている。この間、茨城県の担当責任者が、旭中央病院の院長にわざわざあいさつに来てそう言っていったという。

この事態は総務省には報告している。

何らかの方法で早急に対処をしないと、この地区の地域医療の崩壊に繋がる深刻な問題だ。

旭中央にはいま、1日に多いときは4000人も外来患者がやって来る。入院患者は1000人もいる。だから、できるだけそれを周辺の地域で分担して、患者数を今の半分ぐらいにしてもらわないと、とてもこの病院は持たない。

220人の医師を何とか、ここに残ってもらわなくてはならない。それをいま、必死になってやっている。

旭中央を核に周辺公立病院の再編構想

病院間連携と簡単に言っているが、かけ声だけでは実現は難しい。病院間で協力しましょう、そうやってみんな協定は一応結ぶ。しかし協定には強制力がない。

旭中央の場合、1000床のうち、だいたい200人ぐらい長期入院患者がいる。その長期入院患者は、実は、ほとんどが入院している必要がない人たちだ。本来は老人施設などに移すべき人ばかりである。ところがそういう入院患者たちは、立派な総合病院で居心地が良いからなかなか出たがらない。だから、いったん入院してしまうとずっと居ついてしまう。これが困る。

こういうことに対しては、本当は医師がキッパリ患者さんに対して言わないといけない。説得してほかに移ってもらう。この病院は救急患者を診なければいけないから、そうしなくてはいけないのだ。だが、お医者さんたちも忙しくて、なかなかそれができない。

旭中央のこうした状況を、どう解決していけば良いか?

私の案では、近隣の周辺自治体には国保多古中央病院を始め、公立病院が4、5カ所あるので、それを全部ひとつの独立行政法人組織にしてしまおう、という構想を描いている。

この案では、各市町村議会の反対は大きくなると思う。だからまずは一つ一つの病院を独立行政法人にして、旭中央自体も独法化して、役員を相互に派遣をして一体経営にするのがいいと考えている。

それによって各病院の機能も分担して、例えば、多古中央は回復期に限る、といったようにする。そして多古中央の医師や看護部長などを積極的に旭中央に送り込む。強制的にベッド利用率を80以下にさせる。

各独法が合同して病院運営協議会をつくり理事会で役割分担を決める、といった改革案を5月4日にまとめた。

独法化→再編・統合での実績

複数の公立病院をそれぞれ独法化して経営を統合する改革は決して絵空事ではな

い。私は以前にも実績を持っているから現実的な構想として描いている。

岐阜県総合医療センターでの改革だ。

岐阜県総合医療センターはもともと岐阜陸軍病院、国立岐阜病院、岐阜県立岐阜病院が統合・再編してできた病院だ。それぞれ旧病院を独法して一体経営にした。そして、各病院の役割分担を明確にした。

旭中央病院で、この再編統合のやり方を導入することについては、既に賛同してくれた病院がある。千葉県山武市にある独立行政法人さんむ医療センターだ。さんむ医療センターは私が評価委員会の副委員長をやっている病院だ。これはもう新聞発表もされている。旭中央との共同経営に異議なし、という姿勢だ。

企業の世界では、合併・再編というのは日常茶飯事だ。

一番遅れているのは病院の世界だ。

研修制度も外郭団体もなかった頃は、公立病院なら医師はどこでも来てくれた時代もあった。今はもう、働く環境が厳しくなっている公立病院に、わざわざ来てくれる医師がいなくなっている。

だから、公立病院改革の最終年度となる平成25年度は、本当に、大政奉還のようなことになると思う。大きく公立病院経営の体制を変えざるを得ない。そういう状況に追い込まれているのだ。

その改革のモデルとなるのが、いま関わっている旭中央病院だ。1000床もある病院がなぜ経営破たん寸前にまで追い込まれているのか。これを改革できなければ、本当に国全体の問題になってしまう。

総務省は私がこの病院の検討委員会委員長代行をしているので安心しているフシがある。それは地方の役所を相手にやりあっている関係上、中央が私のことを支持してくれることは有難いと思う。この改革の成否ははっきり言って五分五分だ。

私の最後の大仕事になるのは間違いない。

5月14日、いよいよ旭中央病院検討委員会が報告書をまとめる。経済財政諮問会議が16日、病院は地域ごとに一体経営できる新型法人制度を提言する。山が動き始めたと思う。

なぜ医師不足が起きるのか?

医師不足を起こさせているものは何か。過酷労働、この一言に尽きる。

総合病院や医療センターというのは、本来、救急医療や真に集中治療が必要な患者のために必要な医療機関であり、そのことに医師を集中させなくてはいけない。ところが、それを阻んでいるものがある。慢性期治療の患者だ。もうほとんど治療がいらなくなったそういう患者たちが長期間に渡って入院している。そういう人たちには、本当はその病院からは出ていってもらわなくてはいけない。総合病院や医療センターは、そういう人たちのための施設では本来、ないのだ。それがなかなか、そういう患者に限って病院にへばり付いて出て行こうとしない。

それは入院している人はできるだけ近くでいい病院に居たいと思う。明日からあそこの病院に行って下さい、と言われても、なかなか簡単には応じないだろう。

だが、そういう状況に対して、うまい改革で成功した例がある。

成田日赤病院という病院が旭中央の近隣にあるが、その病院は市外から来た軽症の外来患者には、初診時に5000円を頂く、というルールを作ったのだ。このルールを作ったのは私だ。

このルールができたことで成田日赤はだいぶ、外来患者を減らすことができた。すでに新しいルールの導入から3年が経過している。タクシー代や交通費をかけた上に5000円もとられるのだから、それはもう市外から来る患者はずっと少なくなる。

市外から軽症の外来患者が来なくなったことで、医師の労働条件はだいぶ楽になった。

言うことを聞いてもらえない場合は、こうやって料金としていただくよりほかはないだろう。

このように、地域ごとに、どういう状態の患者はどの病院にいくべきか、ということをちゃんと病院間で連繋して決めていかないと、これもそのうち大きな社会問題となっていくだろう。しかしなかなか解決するのは難しい問題だ。

公立病院はいずれ医師不足で共倒れになってしまうという認識はみな同じに持っているのに、地域のエゴが必ず入ってくるからなかなか解決できない。その解決に挑んでいる。

第5章

誤れる民活「病院ＰＦＩ」

近江八幡市立総合医療センター

近江八幡市は「3方良し」で知られる、「近江商人」の発祥の地。

近江八幡市立総合医療センターは2006年10月に、滋賀県近江八幡市に開業した。いま近江八幡市は人口7万に満たない街。ここに総事業費に680億円も費やした、とてつもなく豪勢な病院ができたのだ。

できて40年近くが経過し、老朽化が著しかった旧近江八幡市民病院の建て替えが市で計画されるようになったのは、2000年の始めの頃。それを後押ししたのは、1999年7月に成立した、いわゆるPFI法だった。

PFIとは、プライベート・ファイナンス・イニシアチブの略。公共の施設・設備に民間の資金を導入してその運営自体の活力を取り戻そう、というのが狙いだ。英国で始まった手法だとされているが、これが大きな誤算の元凶だった。

2001年3月には近江八幡市は市立総合病院の建設にPFIの導入を議会決定した。入札で決まった業者は大林組。同社が組成するSPC（特定目的会社）が、実質的に病院を所有する。こういう形をとるのがＰＦＩの特徴だ。
ところが開業早々から、病院は赤字経営だった。診療報酬の改定などで、当初立てた収支計画に狂いが生じていたのだ。

近江八幡市立総合医療センター

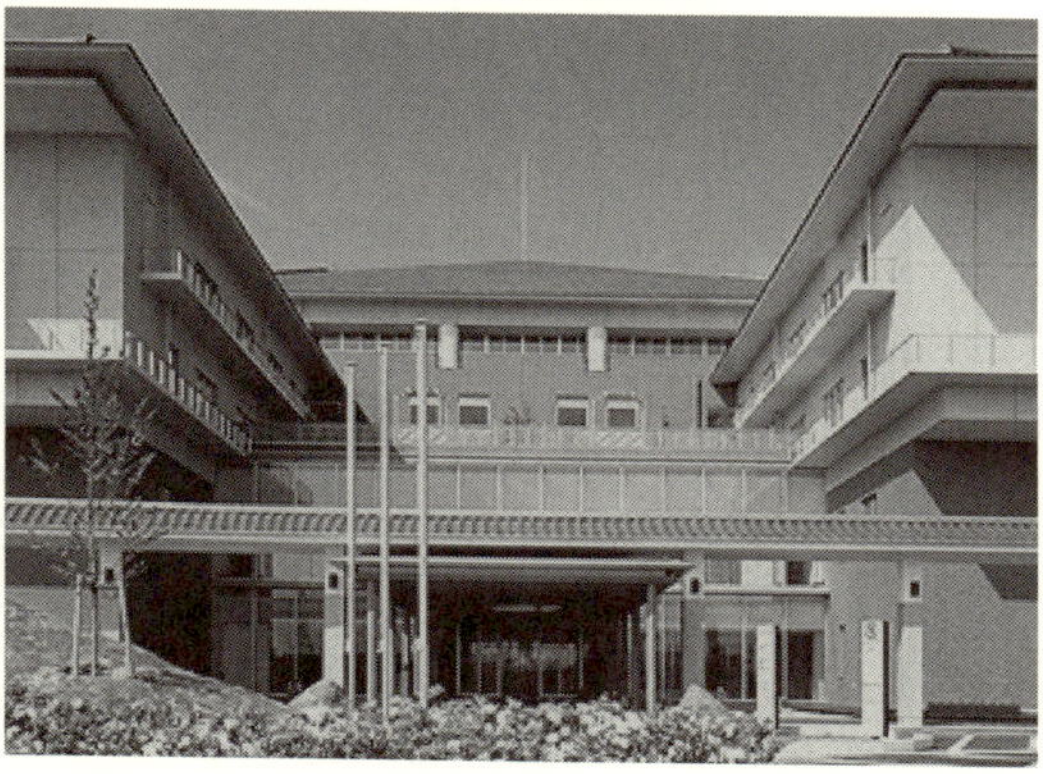

普通の病院なら、ここで収支計画の見直しを行い、支出を抑える等の施策が打ち出されるのが常識だろう。ところがＰＦＩというのは、一度決めた計画を簡単に変えることができない、という欠陥を持った代物だったのだ。
一番の問題は、ＰＦＩを導入する際に金融機関と取り決められた５・３％もの金利支払いが３０年間も固定されていることにあった。それが赤字経営の病院の大きな負担になっていた。
近江八幡市は金融機関からお金を借りて施設整備費に当てているが、この額は１４５億円。それに対して３０年間固定での利払いの総額は、９９億円にも達することになっていた。

さらに問題を複雑にしていたのは、病院運営の形と、お金の流れが、スッキリ1本になっていない点だ。

まず、市が、病院を実際に所有しているSPCに対して金利と手数料を支払う。次に、SPCが、その中から、実際に資金を融資した金融機関に対して金利と手数料を支払う――という2段階を経る必要があった。

病院の運営においても、日常の病院周辺業務はSPCを通じて契約した外部の委託業者が請け負っており、これらの委託業者に対して支払われる委託料の中からSPCは手数料を取る形になっていた。

このままではいずれ、この病院の経営は行き詰まることは目に見えていた。そう考えた市長は、2007年12月に「市立総合医療センターのあり方検討委員会」を立ちあげた。その委員長として白羽の矢が立ったのが私だった。

この病院がなくても市の財政は厳しい台所事情であり、このまま病院の赤字が膨らんでいけば、市の財政も間違いなく破綻する。

政府が進めてきたPFIの手法については、それ自体は間違ってはいなかったと思う。だが事情はケースバイケースで違ってくる。特に病院は生きものである。収益を生む患者さんも、そこで働いている医師・看護師・その他の多くの医療関係従事者も、みな生きものである。だから箱だけをつくる公共施設とは事情が全く違う。

それにＳＰＣという実体のわからないものが経営に介在するのが最悪である。

こんな話があった。新しい病院なのにトイレに汚物が詰まりやすい。院長が掃除をやっている人に何とかしろと言ったら、掃除の人はそういう話はＳＰＣが委託している業者の社長に言って下さい、と言われたそうである。院長には病院運営に関する権限が無いのだ。

私もこんな経験があった。第1回の委員会のとき、病院が作られてから2年目ぐらいの頃だったと思うが、タクシーで乗りつけて玄関に到着して、周囲を見ていたら、植木が枯れていることに気が付いた。職員の人にどうなっているのかと聞くと、われわれもおかしいと思うけれども、植木の取り換えなどの契約を、病院は直接していない、というのだ。これでは経営にならない。

このように、どこかを改善しようと思っても、必ずＳＰＣがその足かせとなっていた。

そのＳＰＣのおおもとはゼネコン（総合建設業者）なのだから、造る箱は高くなればなるほどいい、ということに当然なるだろう。金融機関からお金をいくらでも借りられるのだから、多ければ多いほど、金融機関も金利で儲けられるということにもなる。だから結局、みんな高いほうがいい、ということになってしまう。

結局、ＰＦＩは、高くつくったほうが儲かる、という話だ。私の認識ではＰＦＩはただの金融商品。これは明らかだ。

だから新築するときに、とにかく豪勢なものをつくる。建設会社も、金融機関も、高ければ高いほどいいからだ。

このときのメーンとなった金融機関は、ドイツのデプファ銀行（もともとアイルランドの銀行だったが、ドイツの金融会社が買収した）というところだ。滋賀銀行と大同生命がそれに加わった。

デプファを買収したドイツの金融会社も結局、破たんした。これは案の定、というべきか。そういう顧客の事情を無視した融資を行う金融機関の行く末だ。

結局、一番の問題は、ＰＦＩというのは金融商品であったということにある。３０

年でフィックス5・3%という高金利の金融商品だ。簡単に言えば、普通に建物を建てるのに比べて、ものの値段は3倍、金利は5倍、という世界だ。これでは経営が破綻するに決まっている。私は「近江商人の矜持を忘れたか」と報告書に書いた。

だいたい世の中に、そんなにうまい話がころがっているわけがない。それなのにみんなが飛びついてしまったのは、政府系のシンクタンクが横についていて、そこのトップには当時、財務省の事務次官経験者としては最年長の方が就かれていたことを信用してしまったからだ。だからこのシンクタンクの責任も重い。

毎年20数億円赤字が続けば、市の財政がもたなくなり、市の財政が破綻するのは明らかだった。そこで病院のあり方を見直すための検討委員会に総務省を通して委員長として乗り込んだ私は、「PFIの契約を破棄しなさい」という答申を出した。その委員会での最後の討議の議事録を以下に掲載している。

契約を解除するには違約金を支払わなくてはならないが、SPCに出資した大林組は30年間で本来入る手数料より減額して支払った。それでも途中で経営が破綻して全く手数料が入ってこなくなるよりはましだったから結局、ＰＦＩを止めることに合意してもらうことができた。

ＰＦＩを止めたら案の定、いまはこの病院は立派になっている。

今の経済環境の中では、少なくとも病院だけは絶対にＰＦＩをやってはいけない。これは私の持論だ。

ほかの施設はどうであるかはわからない。火葬場やゴミ処理施設などの公共施設では成功している例もあると聞く。だが病院はそうはいかない。患者という人間を扱っている。人間だから先が予測ができない。ＰＦＩを使った医療機関は間違いなくつぶれる。

ＰＦＩは活力を与えるための手段、というのは、産業に活力を与えるのであって、病院に活力を与えない。これは活力を主に銀行と建設会社に与えるためのものだと思う。病院には与えられなかった。建物だけはりっぱになったが、経営は苦しかった。

病院を実質、所有するのが建設会社や外資のコンサルタントだ。それをあおったのは政府系のシンクタンクだった。

議事録採録①

近江八幡市立総合医療センターのあり方検討委員会（第3回）

開催日時　平成２０年１月２１日（月）午後３時００分〜午後４時４５分
開催場所　総合医療センター１階よしぶえホール

１．開会

○長　隆委員長：それでは、定刻を少々回りましたので、最終回のあり方検討委員会を、ただいまより始めさせていただきます。

２．議題

（1）各種報告事項等

・第2回委員会における確認事項の報告

○長　委員長：各委員の皆様には、第2回以降いろいろご意見をいただきまして、事務局において提言案をまとめさせていただきました。既にお手元に原案を差し上げてございます。おおむねお目通しいただき、できる限りご意見をちょうだいしておりますが、最初に 第2回委員会における確認事項の報告を、委員からお願いいたします。

○正木仙治郎委員：平成13年に、ＰＦＩ導入可能性調査審査委員会が実施されました際に答申をいただいているわけですが、この答申にはさまざまな留意点が付されておりました。この答申をされました先生方が、これについてどういうふうなお考えをお持ちなのかということで確認をさせていただきましたところ、4名の先生から回答をいただきましたので、それを私の方から報告させていただきます。

まず、委員長をしていただきました西村先生からは、病院事業にＰＦＩを導入することについては、かなりのリスクがあると。なぜかといえば、ＰＦＩという手法は欧米の契約思想を背景としたものであることから、それについて指摘をしておいたけれども、十分な留意がされなかったのは遺憾なことであるという回答をいただいております。

また、西村先生は、現行の地方交付税の制度や病院の黒字体質の現状といったことを考えると、現行のやり方でも十分ではないかと再三質問をしたけれども、それに対して、近江八幡市の行政当局からは、これはあくまでもＰＦＩの導入可能性調査の答申であるのでと、そういうふうな回答を受けたことから、このような答申をしたものである。それで、ＰＦＩ方式を採用した以上、ＳＰＣと医師などの専門職者との協同の意識を醸成していくことが今後の課題であろうと、こういうふうなご回答をいただいております。

また、肱岡委員からは、特に意見はないということでございましたが、厳しい経営の原因がどこにあるのかによって、今後の対応を考えていくべきだろうと、こういうふうなご意見でございました。

それから、公認会計士の平居委員からは、国の医療政策に大きく依存をする病院経営において、ＰＦＩ方式、直営方式、いずれが最適かはまだ検証はされていない。Ｐ

FI方式であれ、何であれ、ランニングコストの削減が必要であると言うのであれば、病院経営という特殊性から容易なことではないけれども、それを目指していくしかないだろう。ランニングコストの削減のために、粘り強くSPCと交渉をしていくべきだと、こういうふうなご回答をいただいております。

それから、主に定量的な課題について指摘をいただいておったのは岡田委員であったというふうに思いますが、岡田委員からは、危惧していたことが行財政改革やPFI契約によって、現実となった。一日も早く契約の改定交渉を進めるべきである。また、救命救急センターの県補助金の復元だとか、受益自治体とも負担を求めて交渉をすべきだろう。そうすることで、市民の命のよりどころでもある総合医療センターの質の充実も望んでいきたい。こういうふうな回答をいただいているところでございます。

以上でございます。

○長 委員長：はい、どうもありがとうございました。

ＰＦＩ導入可能性調査審査委員会の各委員の回答につきましては、公開をさせていただきます。ご覧いただきたいと思いますが、この回答について、委員の皆さんからご感想があれば、ご発言をお願いいたします。

○小山田　恵委員：これは検討ということで、この前、市あるいはSPCからの報告によれば、これでいいということを決めたと言うので、私は日野原先生に聴こうかと言ったのです。決して、この（導入可能性検討）委員会が、この方式と、この契約書でよいと言ったわけではないですね。

それを確認していただかないと、何かこの委員会にPFI導入についての不祥事の責任も一端ありというような印象を受けたので、そういうことではないだろうと思うんですね。ただ検討した委員会からの報告であって、これをやればと、あるいは収入よりも支出の方が多いような形でのPFIをやれと言った責任はないと、私は思うのです。それを確認しておきたい。

○長　委員長：そのように読むのでしょうか。どうですか。

○堀　克己委員：この西村先生の回答には、あくまで導入の可能性についてのみ検討したということですので、そのようなご理解だと思います。

○長　委員長：よろしいですね。

○正木委員：それで、いいです。

○長　委員長：本文は小山田委員のところにありますか、事務局。お手元にないようですが、これ、傍聴者の皆さんにも行っておりますね。かなり重要だということで出てきたんですが。

つまり、この可能性調査委員会では、単に可能性があるかないかについてだけ言ったということで、実際には市の責任においてやるべきだったというように読めばよいわけですか。
○正木委員：はい、そうです。
○長 委員長：私もそうだと思いますが、西村周三委員のＰＦＩについて、１ページ目の下から2行目、「従来の地方交付税に代わって、ＰＦＩ事業実施の際に新たな補助金を設定する可能性が高いことを何度も市が主張された。そういった感触に基づく原案について、国の姿勢に関する感触をより明確にすることを求めなかったことは反省点であります。」と、問題点について率直に言っている点は評価したいと思いますし、事実関係が明らかになったことを評価したいと思います。
今日は、提言につきまして追加のご意見等をいただいて、修正を行い、皆さんのご賛同を得られれば、きょうの委員会終了後、市長に提言を提出することになりますが、事務局からの説明の前に、答申の骨子につきまして大筋のお話をしていただいてから、事務局から原案を説明します。
まず、小山田委員の方から骨子につきまして、お願いします。
○小山田委員：今日、ここに近江八幡市立総合医療センターのあり方に関する提言（案）というのがありますが、これにつきまして私なりにまとめてまいりました。これだと、市民の皆様あるいはその他のマスコミの方々も理解してもらえるのではないか。3点、あります。
1つは、当センターの損益計算書によりますと、平成18年度は3億円の赤字、平成19年度は24億円の赤字が見込まれている。さらに、平成19年度には資金不足による一時借入金が8億円になると予想されている。この状況が続けば、当然ながら病院の経営はもとより、市の財政の破綻を招くことは明らかである。

2番目、こういう状況を招いた原因は、病院経営の実情を全く理解せず、また病院間との協議もなし、また理解もなしに、収入よりも支出の多い形でのPFIの導入を図ったことによります。その一例は建設整備費244億円、このうち、元金は145億円でありますが、金利相当分として99億円が足されることになっております。これは私ども自治体病院としての資金繰りにある国からの地方債を受けますと、この半額でできたことになるものであります。

こういう状況で、このまま続けてはいけない。また、国が出されました公立病院改革ガイドラインに沿って平成２０年度以内に経営健全化計画、あるいは再編並びに経営形態の見直しを図るということの趣旨を踏まえて、早急にこの対策を決定しなければならないと思います。

その１つは、市、それから病院当局、ＳＰＣ、三者協議によって、これまでのようなＳＰＣに対する支出は見直して、実質的に健全経営が出せるような計画を三者で練って、ＳＰＣに対する支出を減らすということを含んだ健全経営計画を早急に出すべきである。

２つ目は、このことが不調に終わった場合、ＳＰＣがこの相談に乗らなかった場合が十分に考えられるわけでありますが、その対策としては次の３つがあります。
①市はＳＰＣとの契約を破棄するか、あるいは重大なる設備についての部分を変更するか、あるいは業者を変更するか。
②経営形態を変更する方法があります。このＳＰＣとの関係を打ち切るためには、経営形態を変更する以外にはない。これは、地方独立行政法人化、あるいは公設民営

化という形をとって、これまでのＳＰＣとの契約は市がそれ相当の覚悟で責任を持って当たらして、次の病院経営をする責任といいますか、担当側には、今までの経過についての責任は一切負わせないということであります。

③こうしたことを進める間に、例えば経営形態の変更に至ったとしましても、その場合、だれにこの地域医療の確保を任せるか。これは、今まで３０年の歴史と、その実績から見て、当然現在このセンターで働いておられる職員による医療の確保しかないということであります。以上です。

○長　委員長：はい、どうもありがとうございました。

補足させていただきますと、政府が、すべての病院事業を開設している自治体に対して、昨年の暮れに出した通知の中で明確に触れられておりますが、この通知が出る前に原案ができておりましたので、（地方公営企業法の）一部適用という言葉が入っていますが、今後それは認められないだろうと。

全部適用による体制を3年近く経過している本医療センターが、当初の効果が達成されない場合においては、地方独立行政法人など経営形態の見直しに向け直ちに取り組むことが適当であるというふうに通知されたことであります。ですから、今、小山田委員から説明がありましたのは、政府の方針に従っていかなければ、事実上、財政支援が受けられないということになり得る場合もあるので、配慮していただきたいということを追加させていただきます。

小山田委員から骨子のご説明をいただきましたが、後ほど各委員からは、事務当局の原案骨子をお聞きいただきまして、それでご発言をお願いいたします。

事務局、提言案をご説明してください。

・近江八幡市立総合医療センターのあり方に関する提言（案）について

（以下中略）

（2）意見交換

○長 委員長：それでは、各委員から、追加したご提言に関する意見をお願いします。

最初に、長瀬委員から、お願いします。

○長瀬啓介委員：修正案は配布されていますか。
○東日本税理士法人（山村）：各委員から修正案が寄せられたのですが、今お聞きの一般の方々には文書が渡っておりませんので、委員の方々のお手元等で読み上げるなどしていただければと思います。
○長瀬委員：わかりました。
　私の方から、11ページと12ページの間に次のような文章を入れることを、提案させていただきたいと思います。まず、その趣旨でありますけども、原案では、PFI事業と、それから病院事業というものとの間の関係について、明確に言及をされていないように感じました。つまり、PFI事業というふうに認識しているものイコール、当然のことながら病院事業ではないわけであります。これは、SPCの方から前回委員会の議場で、SPCが担当しているのは病院医療のコアの部分ではなくて、周辺部分にしかすぎないというふうな発言があったとおりであります。

　したがいまして、これがどのような影響があるのかを、明確に問題点として認識すべき必要があると思いまして、入れるものであります。
（4）としまして、「PFI事業と病院事業の利益分離」という趣旨の項目を立てます。

本ＰＦＩ事業は、病院において行われているが、病院事業全体を実施するものではなく、病院事業に用いる施設・設備の提供と、医療の周辺サービスを提供するものであった。

したがって、本ＰＦＩ事業は、病院事業の主部分ではないところを、ＰＦＩ事業の主部分とするという特徴がある。この結果、ＰＦＩ事業で通常期待されるプロジェクトファイナンスによる事業の効率化効果は、病院事業に及ばない構造になっている。

本来、ＰＦＩ事業が期待されるのは、ＰＦＩ事業者が事業計画を立案する時点から、地方公共団体と共同して事業を行い、その便益とリスクを分担することで公共事業の効率的な実施を行える点にある。

しかし、本ＰＦＩ事業で通常期待されるプロジェクトファイナンスによる事業の効率化効果は、病院事業には及ばない構造となっており、ＰＦＩ事業が適切であったのか否かに疑問がある。

ＰＦＩ事業に内在する性質をかんがみれば、私企業としてＰＦＩ事業のみならず病院事業全般に関しリスク転嫁回避を行うだけでなく、積極的に事業経営全体のリスク分担についても提案すべきであったと考えることができる。この点で、ＰＦＩ事業者がこのような「ＰＦＩ事業」に参画する事業者として誠実であったかは疑問であり、現時点でＰＦＩ事業者として望ましい相手であると評価することは困難である。

さらに、ＰＦＩ事業が公共サービスとして適切に機能するためには、融資者が物的担保に基づく融資を行うのではなく、事業自体の価値とリスクに基づいて融資を行わなければならない。これは、プロジェクトファイナンスの融資者が、事業について経済性と事業遂行可能性について評価を行い、モニタリングを行い、さらに事業に問題が生じた際に介入することにより、融資者みずからの利益を確保しようとすると期待されるからである。ＰＦＩ事業として経営破綻したタラソ福岡事業について、福岡市ＰＦＩ事業推進委員会が平成１７年５月１２日に提出した調査検討報告書においても、この点について指摘されており、ＰＦＩ事業として知られていた留意点であった。しかし、本ＰＦＩ事業における融資がこの点で適切であったか疑問が残された。

以上です。
○長 委員長：質問をさせていただきますけど、長瀬委員に。
高知医療センターのＰＦＩは、ノーリスクであるということを、前回の委員会でしたか、自慢していると。アメリカの評価会社から表彰されたということを誇示しているわけですね。

ということは、高知県と高知市にすべてのリスクがいっている。

さらに、融資している金融機関オリックスは、ノーリスクであると言っているわけですが、物的担保をとっているために安全であると。当該事業が順調にいくかどうか、キャッシュフロー、事業採算について、関心を持てなかった疑いがあるというふうに理解していいでしょうか。
○長瀬委員：物的担保が十分にとれているというのであれば、プロジェクトファイナンスを組んだメリットは、少なくとも利益を受けるべき地方公共団体等には存在しないことになります。したがって、物的担保でその融資がカバーされているというのであれば、そもそもPFI事業を行うべきではないと結論できるのではないかというふうに思います。
○長 委員長：堀弁護士、どうですか。この担保問題について。
○堀 委員：今、長瀬先生からもお話がありましたけども、そのあたりがPFIを採用するか否かの大きな判断材料になっていたはずですね。ですので、どちらかがノーリスクということは本来、あり得ない姿だと思います。

○長　委員長：普通は金融機関が巨額な融資をして、回収可能性について問題があるかどうか、日夜悩むところだと思うんですね、民間病院に融資する場合。そういう点が、今回、長瀬先生のご意見というのは傾聴に値するし、あれは福岡の何とおっしゃいましたか。
○長瀬委員：タラソ福岡という。
○長　委員長：これは、保証人はだれですか。市ですか。ＰＦＩそのものですか。だれが保証していたんでしょうね。
○長瀬委員：これについては、こういう形態とは少々違っていまして、破綻を全く前提としていない契約が結ばれていたように読めます。ＰＦＩ事業の契約書を今となっては詳細に見ることができないのですが。
○長　委員長：そうですか。副市長、どうですか。破綻した場合には市は責任を負うんですか、負わないんですか。
○正木委員：うちの場合であれば、破綻すれば、次の事業主体を速やかに三者で決めていくという形になるのだろうと思います。
○長　委員長：市は、最終的に三セクのような、将来負担についても責任を負うことはないということでよろしいのですね。
○正木委員：その場合は、特に事業主体が破綻をした云々なんてことになりますと、契約解除であるとか云々とか、そういう場合は法的な関係がすぐ生じてきますけれども、通常であれば、いわば引き受け手を合意の上で探すという形になると思います。
○長　委員長：物的担保が十分であって、SPCに対する、金融機関は責任を当然問うのだと思うんですが、リース会計だから資産と負債に、病院の方にも上がっていますよね。
○正木委員：そうですね。
○長　委員長：これは会計の問題だから上がっているのであって、市に及ぶということはないでしょうか。弁護士、どうでしょう。
○堀　委員：今お話がありましたが、承継されるべき事業主体が確定するというのが前提ですね。かつ、新規の事業主体がどの範囲で債務負担をされるか。場合によっては、市に債務負担部分が残るという可能性は十分あるんじゃないでしょうか。
○長　委員長：三者協定というのがありますね、金融機関とSPCと市。これはどういうことですか。何で、大家さんの借金に市が介在するんですか、説明してくれませんか。
○正木委員：要は、三者が金利の話もスプレッドの話もみんな合意して、なってい るわけですので、双方契約というだけでは成立しない。三者で契約することによって、なっているのだろうと、そういう理解をしております。
○長　委員長：金を借りるときに、店子が金融機関に判子を押すなんて、普通ないような気がしますが、もう少し分かりやすく説明してください。
○正木委員：うちは、当然にＳＰＣに対して支払いをきっちりいたしますと。
○長　委員長：家賃をちゃんと毎月払っているんでしょう。
○正木委員：我々は払いますと。
○長　委員長：大家が危ないから。店子が保証してあげるということじゃないんですか。
○正木委員：ある意味では、金融機関とすれば三者契約でなければ、確実なその支払いということの担保もないと、不安は当然あるわけだろうと思います。
○長　委員長：どうなんですか。こういう形態は。
○堀　委員：このＰＦＩにおいて、先ほどお話があった物的担保を超える与信があったのかどうか。そのあたりの検証が必要になってくるんじゃないでしょうか。
○長　委員長：市は責任を負うのか、負わないのか。破綻した場合、副市長の説明だと、新しい取得者に資産と負債がいってしまうのだと。もちろん差額が出れば、それはまた別ですが、基本的には、市は責任を負わないということでしょうか。そういうのはわからなかった。
○東日本税理士法人（山村）：それは、最終的な負担は市の方にいく形であるというふうに契約上なっております。
○長　委員長：この辺につきましては、委員会で判断は難しいことですが、先ほどの長瀬委員の説明をつけ加えるというのは、よろしいでしょうか。
貴重なご提言だと思いますが、物的担保ではなくて、融資している金融機関は事業が成り立つかどうかについて真剣に考えるであろう、そういう料金の支払いを担保にして貸すのであれば真剣に事業を見直す、というご指摘については支持したいと思います。

次に、伊関委員、お願いします。
○伊関友伸委員：これは、ＰＦＩの問題もあると思うんですけども、この医療センター全体の、いわゆるマネジメントについても課題があると思います。

特に事務部門だと思います。これは過去の、黒字だったのかもしれないですけども、例えば病院建築のための資金留保を全然していない状況で、ＰＦＩという名前のもとでいきなり豪華なものを建てて、１年目でパンクしてしまうと。こういうような事務的な体質というのが今も続いているのかなという感じはしています。

そういうものも踏まえて、やっぱり事務部門のマネジメント力の改善をしなければならないという趣旨で、長いので、もう少し要約しなければならないかなとは思っていますけども、一応最初の案ということで議事録には残させていただきたいと思います。

７ページの（収入より支出が多く、資金不足が急速に進む）というところの３行目ですけども、これの末に続けて、第１回目で院長代行先生がお話しいただいた現場からの意見も踏まえて、病院経営は黒字であったものの、例えば地方公営企業の理念に沿った一般会計からの繰入金が過小であって、病院の新築に耐えうるだけの十分な内部留保を行ってこなかったと、こういうことがあるのだろうと思います。

次に、１０ページです。これは一字を入れるだけです。（病院・ＳＰＣのコミュニケーション不足）の下から5行目です。「SPC側はもっと——」というところの次の行です。「——の努力、対話などの働きかけが必要だったと思われ、逆に、病院側においても」、ここは「市」を入れなければいけないかなと。「逆に、市・病院側においても」ということです。

11ページ、この文末に（4）を起こしたらどうかと考えています。いわゆる市役所だとか病院が危機的な状況に対して、対応がやっぱり弱いところがあるんじゃないかと。そして、事務職員の「役人」体質について。病院の財政危機に対して、市役所・病院のマネジメントの力は弱い。就任後わずかで病院事業管理者が退職したけれども、その後任はまだ決まっていない状況にある。病院の事務職員も、全て市役所からの派遣の事務職員で、激動している病院経営の環境変化に対応できていない。優秀なマネジメント力のある事務職員のいる病院であれば、全国を対象として医師招聘なんかもがんがんやっています。それが、なかなかできていないし、7対1の看護単位も早々に対応できているはずだろうと。DPCを導入することもできているだろう。また、地域の中小病院の積極的な働きかけをして、もっと病診連携を拡充するとか、そういうことを行って収益改善に貢献できているはずですけども、公務員としての「言われなければ行動しない」「失敗を恐れて行動しないという体質」が、病院経営の改善のための積極的な行動を妨げて、十分実現できてないいんじゃないか。

危機的な状況であるがゆえに、事務部門においてこそ、病院を愛して情熱を注ぐ人材が必要となると考えます。そして、その職員には併せて民間病院並みの病院経営の知識とセンスが必要となります。人事ローテーションによって二、三年で異動するのではなくて、やる気と能力があって、病院に骨を埋める気概のある職員だけが、この病院で勤務する資格を有すると思います。

というようなことを入れたらどうかと、ちょっと長いかなと私も思っていますので、これは要約します。ただ、ニュアンスは全部言わせてください。

市役所の病院への過剰な関与、も問題であろう。また、市役所の関係において、病院への十分な繰り入れが行われていなかったことや、例えば病院の前の道路の整備に病院の予算が使われていたというようなことも、第1回目でお話がありましたけど、そういうことが典型的に示すように、病院への市役所の干渉が強くて、病院の機動的な行動を縛っていた傾向があったのではないか。

激変する病院の経営環境に対応するため、予算や人事は状況の変化に機動的に対応する必要があります。一般会計繰入金の総額などの大枠は決めるものの、予算や人事は病院長に権限を与えて、その経営責任を問うという形をとるべきである。市役所の財政や人事担当が病院の運営に一々口を挟むということは、病院の経営上、決してプラスにならないと思います。

近江八幡市長さんも、これはという人物を決めて病院の経営を任せる必要があると考えます。

15ページです。（ＰＦＩ導入検討時の杜撰な経営判断の反省）の後にということで、ちょっと重なってくるので、これは最後要約する形になりますけど、こういうニュアンスが必要かなと思います。

早急な病院経営者の選任とサポート体制の確立について。その上で、病院の経営立て直しのために、病院経営者を選任し、権限と責任を与えるべきである。市長や行政は、病院経営者の経営に一々口を挟まず、任せることが必要である。病院経営を行う場合、経営者1人を置いても効果が薄く、病院経営を熟知し、人間的に優れた事務職員を配置するなど十分なサポート体制を確立すべきである。

病院経営者が、病院現場の職員に対して、あるべき病院の方向性をちゃんと示すこと、リーダーシップを発揮できるような体制を確立する必要がある。病院経営者も医師を初めとする医療スタッフの声を良く聞き、病院の経営改善の提案などについては、速やかな実現を図るなど、スピード感ある病院経営改革を行うべきである。

特に、現在、不足が深刻な社会問題となっている医師・看護師の採用については、医師・看護師の退職が収益の減少に直結することから、安定的な採用を図るための体制の確立を図ることが必要です。病院経営者に採用や雇用条件の決定の権限を与え、研究や研修体制の充実、夜間や病後児保育など現場職員が働きやすい体制の確保がしやすいようにすべきです。

看護師については、高齢化や将来の更なる看護単位の引き上げ、5対1も想定されているという話も聞くのですけども、こういうものの可能性を踏まえて、市立の看護師養成学校の運営を見直すなど、安定的な看護職員の採用ができる体制を確立する必要がある。

近江八幡市民も、医師・看護師などの病院職員の疲弊による退職は病院経営に直結することから、疲弊を防ぐために、最近、社会問題となっている軽症でも夜間の時間外診察を受けるとか、タクシー代わりに救急車を使うような自分勝手な行動を慎むように期待はしたいと考えています。「働くならば近江八幡市立総合医療センター」という評判が、医師・看護師の間に広まることが、ひいては病院の経営を安定させ、近江八幡市の医療継続につながるものだと考えます。

その次の、(市及び病院職員の経営能力の向上が必要)は、私は違う案をつくりました。

現在の病院財政の危機的な状況を克服するためには、病院職員が一丸となって病院の経営改善に取り組む必要がある。現場職員一人一人が、収支改善のためにできることを提案して、実現していく必要があります。全て他人任せではなくて、「自分たちの病院は自分たちの努力で守る」という当事者意識を持って、経営改善に取り組む必要があると思います。

特に、病院の事務部門――病院の事務部門はかなり厳しいのですけども――は、意識を変えていくことが必要です。今日の病院財政の危機を招いたのは市役所当局と事務部門であったことを肝に銘じ、「お役所仕事」ではない、本気の経営改善に取り組む必要があります。

その時に必要なことは、単なる予算の節約一辺倒ではなく、民間病院並みの経営感覚を持つこと、必要な投資は積極的に行い、役所の建前によるムダは一切廃することが必要です。事務部門が、医療スタッフと一緒に民間病院との連携を前提に積極的に営業活動をかけるぐらいの経営感覚を持つことが必要です。この病院の危機に際して、病院経営の感覚のない、「言われたことだけしかできない役人」は、この病院には要らないし、直ちに去るべきであると考えます。

市も、病院は「出先」で「位が低く」、箸の上げ下げまでコントロールするものという意識は変える必要があります。現場で医療行為を行っている医療スタッフにきちんとした敬意を示し、権限を与えるべきです。その結果については、きちんと責任を問い、達成したことはきちんと褒め、できなかったことは、なぜできなかったのかを分析することが重要です。

病院現場並みに病院経営のセンスを市の職員は持つべきだと思います。

最後、16ページですけども、本文の方で見ます。一部適用に戻して再建に当たっていくというようなことを言われていますけど、全部適用だろうが、一部適用だろうが、形式ではないと思います。そういう時代ではないのかなという感じもしています。戻すこと自体が、その病院経営がよくなるとは思えませんので、この辺の表現は考えられた方がいいかなと思います。

以上です。
○長 委員長：はい、どうもありがとうございました。
おっしゃっていることについては、的確なご指摘だと思います。日本中の病院にも一般的に当てはまる事情でもありますので、要約してご提言いただいて、適切に挿入させていただきたいと思いますので、よろしいでしょうか。

16ページ最後の、全適とか一部適用につきましては、繰り返し申し上げますけれども、今回の改革プランは抜本的な改革を前提にして、政府は大幅な財政支援措置をするということになっておりますので、もちろんそれに従う必要もありませんけれども、従わない場合には財政支援措置は全く期待できない。

具体的に言いますと、病院が不良債務を抱えている場合には、公立病院特例債というのが出せる。平成20年度に限るということですが。それにつきましては、今の不良債務（一時借入）は翌年度中に返さなければいけないわけです。これは厳守してもらいますということが、明らかになった。その代わり、経営形態をきちんとすれば、長期弁済ができるというふうになるんですが、果たして、事務局から発表された数値を返せるのか。到底返せないわけです、増え続けるわけです。一部適用とか全部適用とかいう、のんきなことを言っているのでは、政府の支援は受けられません。

そのほか、今回の一部適用あるいは全部適用について、改革プランでは、認めないと言っているんです。今、伊関委員が言ったような官僚主義的経営は、いかに改善しても、その効果を期待することはできないということです。

原則は、全適にしても効果が確認できない場合においては、直ちに——「直ちに」と言っています。役所の文章にしては珍しいと思います。「直ちに」独立行政法人という方向性を明確にしなければいけない。これは、多くの自治体が、早いところは今年の4月から、遅くても本年度中には明らかにするというふうに思います。中途半端な権限を院長に与える全適は幻想であったというのが政府の認識であります。

提言案16ページの「地方公営企業法の全部適用をしても」というところは、小山田委員も私も伊関委員も「削除」ということで、経営形態の変更まで踏み込んで改革を求めるということで、よろしいですか。

○小山田委員：ちょっとお話しさせていただくと、全部適用でうまくいっているところは、それでいいんですよ。うまくいかないから問題なので、うまくいかないところは、これはやはり独法化か、あるいは公設民営という形に進むかもしれないということです。

○長 委員長：そういうふうに読み取っていただきたいということです。

○吉川宣輝委員：私も前におる病院で、公営企業はもう限界になったから独立行政法人にしようということをやったのですけど、職員課と組合の話し合いで、役所の方が腰砕けになってしまって、結局、独立行政法人はやめて、全適に変えようということに、たった6カ月ぐらいの交渉でなってしまった。

ただ、近江八幡市の場合は、今いいチャンスにあるんじゃないかと思います。1つは、市長さんを初め、役所の方が、やっぱり危機感を持たれているということがあります。それから、20年度の公立病院改革ガイドラインがちょうどできたばかりだし、それはうまくできる。職員の危機的な状況、それからガイドラインができたこと、それから現場の人たちが非常にいい状況で、医療職の人たちが良く働いていると。こういう3つのチャンスを生かす千載一遇のチャンスかなと思いますので、法律上のことはあると思うんです。大林組とのいろいろ交渉が残っている。一気呵成にいい方向に進めるいいチャンスだと思いますので、今、委員長の言われたことに賛成いたします。

○長　委員長：はい、ありがとうございます。

労働組合が反対するんですかね、率直に言うと。

○吉川委員：現実にはそうでしょうね。やっぱりそれは大きなハードルではあります。

○長　委員長：労働組合は市民の方に目が向いているんでしょうか。だれの方を向いて組合はやっているんでしょうか。この医療機関を守るために、真剣に取り組むということになれば、この病院が破綻して存在がなくなったら、どうなるかということですね。そういう話し合いなんかは、あまり無いのでしょうか。

○吉川委員：結局、組合員の人たちが、その危機的状況が十分に分かっていないと思うんです。

でも、近江八幡市におかれては、そういうことを行政の方が一生懸命ＰＲされているし、今日もメディアも入られて、いいチャンスだと思います。それは、やはり市民ないし組合員の方に理解をしてもらわないと、現場ではなかなか話が進まないことは現実ですので、ぜひこのチャンスを生かしてほしいなと思います。

○長　委員長：そうでしょうね。既に国立大学は独立行政法人になっています。

○吉川委員：あれは、国という大きな力を挙げてやっているわけですから、できたのでしょうけども、単独の自治体がそこまで力を得るためには、委員長のような方が来ないと、進まないかなと思うんです。

○長　委員長：公立大学なんかも地方独法になっているわけで、残されたこういう病院関係で独立行政法人などになっていないのは、公立病院だけです。そういう面では、余り抵抗感はないんじゃないでしょうか。拒否する正当性のある意見を述べることは難しいんじゃないでしょうか。

今回のガイドラインでは、民間並みの給料まで下げることはあり得ると言っているわけでありまして、民間の病院より下に下げようなんてことは言ってないわけです。雇用も確保されます。

○正木委員：ただ、うちの場合は、もともと全国に冠たる黒字病院をずっとやってきたのは、経営形態云々以前で、直営でやっても職員も一生懸命働いてくれて、ずっとやってきたわけですので、経営形態の話はありますけれども、それ以上に、はっきり言えば収支見通しが甘いもとで整備を進めてきたということが一番の前提だろうと思いますので、まずそれをしないとだめではないのかなというのがあります。

○長 委員長：私も、答申で言っているように、優良病院として誇りに足る病院だったということは何回も言っているわけです。独力でできればいいです。ただ、金利が5％の99億になるとかは論外です。あくまで市の財政が豊かでなければいけない。今回の地方公共団体の健全化に関する法律、財政健全化法の数値基準も12月28日に政令まで決まりました。財政健全化計画の策定の義務づけは20年度決算からですが、事務局、健全化法の数値を言ってください。

○東日本税理士法人（山村）：財政健全化法の、例えば連結実質赤字比率は、市町村によって細かいパーセントは違うんですが、30％前後、3年間の経過措置としてプラス10％の40％ぐらいという話になっております。

○長 委員長：それで、うちはどれくらい、標準財政規模は。

○東日本税理士法人（山村）：120億ぐらいなので、その40％ですと50億ぐらいの不良債務のようなものがあると、財政再生団体に指定されてしまうと、そういった状況になっております。

○長 委員長：それが根拠になっているわけです。これは、推定の数値もありますけど、十分超える可能性がある。三、四年後は財政再生団体入りがほぼ確実だということを事務局は言っているわけです。

ですから、前にちゃんとやったからというわけにいかないという状況にあります。財政再生団体になると、どういうことになるかというと、公共サービスはものすごく減るし、市職員の給料は３分の１ぐらいになるとか、夕張の例を見るとそうなっています。ほとんどの市職員が市を去っていくという状況ぐらい、下げざるを得ないという状況が目前に迫っているわけですから、ペナルティを払うとか、そんな能天気な話じゃないんですよ。ＰＦＩに違約金を払うとか何とかという前に、国家管理になるということを言っているわけです。

甘い状況ではないので、答申にはそういう文章を入れるのが適切だろうと。できるだけ刺激をしないようにしたいというのはわかるし、数値目標、少なくとも人件費率とかベッド利用率は十分達しているけど、収支比率がまずだめですよ。公営企業法の５つ目の比率でも。

これを達成しなきゃいけない。達成が全く困難じゃないですか。

○槙 系委員：現場の人間としては、いわゆる公営企業法の全部適用をさせてもらっていたかどうかという実感がないんです。平成１６年の春から全部適用になっているんですけども、それまで全然体制が変わっていないというのが実情です。それで、全部適用させてもらったら、我々の意識改革的なものが、どこまで引き出せるかというのはまだ経験できてないのでわからないですけど、常々そういう意識改革が必要だということは前から言っていたんです。

○長 委員長：国は病院に自立的な経営を望んでいるわけです。ガイドラインをよく読んでいただければ分かると思います。

ところが、当院は全適で3年やっていても、まさに病院事業管理者職務代理が言っているように、そういう認識もない。ＰＦＩによる支払いが金利5％と高い、あるいはそれが足りなくなったから、また借りる。高い利息分を払わざるを得ないような状況というものについて、前回の委員会で初めて知らされたようなところに、自律的な経営ができるのかという疑問があります。

それは、市がいけないと思います。独立行政法人にすれば、少なくとも理事長だけは市長が任命しますけど、独立的に4年間、身分が保障されて経営できるということです。人事も全く別になります。

○槇 委員：ただ、今までの全適のメリットというのが全然生かし切れていないというのがありますよね。前に、小山田先生が全適をしている病院で、うまくいっているところと、うまくいってないところ、みなし全適みたいですか、名前だけ全適のところ、うちが特にそういうところだと思うんです。だから、いわゆる本当の全適の精神を病院業務に生かせてきていたかどうかというのは非常に疑問ですね。

そこで、市当局との関係のこともいろいろあると思うんです。いわゆる規制を受けていたという点ですね。その辺の自由度が我々の方に高まってくれれば、全適のままでも、まだ頑張れるんじゃないかなというふうに、個人的には思っているんです。

○長 委員長：今の全適で人事権、予算作成権があるはずなのに、実際はないわけでしょう。

管理者が3年間、それについて手を打てなかったわけです。

今回の改革ガイドラインで合理的な繰り入れは認められますけど、結果的に赤字になるようなものについて繰り出しは認められないです。独立行政法人になれば、新しい法人として、このシステム自体も理事会でできるんじゃありませんか。市に相談する必要はないんですよ。

この考え方は間違いないですね。

○堀 委員：はい。

○長 委員長：今のまま、全適でも一部適用でも、地方公営企業法でやっている場合には、できないんじゃないですか。

○小山田委員：できないというだけでなくて、全部適用で3年後、それから5年後のしっかりとした健全経営の目標ができ、それから計画ができればいいんですよ。ところが、どうしてもできないということで、今度は経営形態を考える場合は全部適用じゃなくて、今、先生が言われたような、権限を行政から分離して独立させる必要がありますと。そういうふうに移行すれば、赤字になった部分について財政的な支援をやりますよという形なんです。

そういかなければ、財政的には支援しませんよということです。

○槙 委員：とりあえず全適でスタートして、途中で独法化を考えるということですか。

○小山田委員：3年以内に健全化できるという、しっかりとした計画を、それは1年に何回か検証するわけですけど、出さなければ経営形態を変更するしかないんじゃないかと。

今、変更する計画があれば、財政的な支援を考えますよと。このままいけば、あと破綻の道しかなくなりますよね、計画が立てられないのであれば。

○槇　委員：私は、運営形態は考えないわけではないんですけども、現在のPFIとの契約の見直しとか、そういう中から、我々の支出を削減することが可能であれば、これはまだ立て直せるチャンスがあるのかなと思っているんです。ただ、その立て直しをするときに、運営形態までもし問われてくると、例えばその起債の借り換えとかというのに独法化という道もはっきり国に示さなければ、それの援助を得られないのかどうか。

○小山田委員：いや、そうではないです。まず今の全部適用でしっかりとやること。この病院で言えば、SPCとの契約をもう一回見直して、そして収入に見合った支出という形が3年後、5年後にできるというような計画ができれば、それでいいんですよ。できない場合に、国は、独法化とか経営形態を変えて、それでプラスになるという計画だったら、そこに財政的な支援をしますということです。

ですから、今やるべきことは、さっき言いましたけれども、そのSPCと市との三者協議によって、新しい健全経営計画というものをつくればいいのですね。

○槙 委員：そのステップを踏む猶予はあると。
○小山田委員：あります。
○槙 委員：ただ、それができれば、この3月いっぱいまでに、そのプランが作成できればということですね。
○小山田委員：そうですね。
○槙 委員：それなら、ＰＦＩの契約の見直しということも、そういう意味では、急ぐ必要がありますよね。
○小山田委員：あります。
○槙 委員：その3月末までに、我々の次の進路を見つけるためには、そこまでに決着しておくということですね。
○長 委員長：市の方は一時借入をしても、年度内に返済できなければアウトですから、もう選択の余地なんかありません。伊関さんが中心になってやった夕張市は、一時借入でごまかしてきた債務が全体で６００億円でしたね。
○伊関委員：はい。市全体が６００億、病院は４０億ですね。
○長 委員長：４０億を繰り返し、繰り返し一時借入をしてきたところに、今後は財政健全化法により連結指標が求められることになった。

これは市が決断することでしょう。一時借入を垂れ流していく道を選ぶのか。今年度中には決めなきゃいけないでしょう。それともこれから30年間、今のままでやるんですか。

○槇 委員：それは私もやる気は全然ないので、非常に悩むところです。

○長 委員長：下にはセーフネットを十分張っているわけです。穴は空いていません。少なくとも総務省を信じてください。会長はこのガイドラインに満足してくれていますよね。

○小山田委員：しています。

○長 委員長：病院団体の責任者は、ほぼこれを満足してくれているんです。この会長の傘下にいる病院じゃありませんか。副市長は別ですけど、こっちは別の団体ですよね。

○小山田委員：いや、同じですよ、開設協議会で。

○長 委員長：同じですか、開設者協議会で。似たようなものですか。

○小山田委員：両方で、満足だということを言っていました。

○長　委員長：両方で満足していると言っているんです。先生が反対することないでしょう。
○槙　委員：私は、この案を見せてもらったときに得心しているんですけど。
○長　委員長：納得しているでしょう。
○槙　委員：全適の話と独法化の話が出てきたときには、私は、先にそのＰＦＩの契約を見直すことによって、我々の支出構造を軽減できて、それで経営状況を改善することができれば、それにこしたことはないと。
それでも難しいと言うときには、次のステップとして運営形態の見直しというのが出てくるのかなと思ったんです。
○長　委員長：いいですよ。
○小山田委員：そうですよ。
○長　委員長：ガイドラインと近江八幡市の財政の範囲内の中で頑張ってやってくれるのならば構いません。
ただ、ガイドラインが強制されているかどうかという質問がよく出ます。このガイドラインというのは、閣議決定に基づくガイドラインで、私も参画させてもらいましたけども、私が勝手に作っているわけではなくて、閣議決定に基づいて大枠が決められていて、技術的な助言を追加するにすぎないです。

そしてこれには財政支援措置の裏づけがあるということです。まだ明確ではないところがありますが、これに沿ってやれば、努力する病院については見捨てないということでしょう。

○小山田委員：はい。

○長　委員長：大変厳しいことを申し上げるけど、市はこのままいけば破綻なんです。今のような状況で支払いを続ければ市が破綻するんです。その回避策として、開設主体の変更まで踏み切れば、新しい法人とＰＦＩがどのように契約を結ぶかということになるのではないでしょうか。政府の方針に基づいて開設主体の変更になるわけですから、市がＰＦＩをどうしようということでなくて、こういう方針が出てしまったので、やむを得ざるものがあるということになります。

ほかに何かご意見があれば、承ります。最後に追加的なご発言、激励の言葉など。

○小山田委員：議論し尽くされたような感じですけれども、とにかくはっきりされておることは、このままの状況では、２０年中に改革プランといいますか、それに基づいて健全経営をやるということができなくなると、破綻しかない。

それを防ぐためには、今できることはやはり市当局と病院とSPCとの間で協議を行って、現行のPFIを、かなりの部分で、少なくともさっき申しましたような、施設建設費に絡むような形のものでは、これは引き継がないような形での修正を申し入れるとか、協議がある。

その協議がだめなときは、これは再生団体になりますから、そうでなければ、もう少し別な方法を考える。これも、そう長いことではなくて早急に迫られている。現実的に、今度はそちらの方からだけでなくて、一時借入ということも難しくなりますので、やはりこれは三者共通の緊急の課題ですので、そうしたことで明日からでも具体的な手を考えるということが求められているのだろうと思います。
○長 委員長：どうもありがとうございました。
それでは、3回にわたりましてご熱心なご審議をいただきまして、まことにありがとうございました。これで整文をした後、きょう、市長に提言を提出させていただきますので、ご了解いただきます。よろしいでしょうか。

はい、どうもありがとうございました。これで、近江八幡市立総合医療センターのあり方検討委員会を終了させていただきます。
傍聴の皆様にも、ご静粛に傍聴いただきまして、ありがとうございました。
最後に市長からご挨拶をお願いいたします。
3　冨士谷市長挨拶（以下略）

第6章

肥大化した巨大組織の弊害

共立湊病院

共立湊病院は、静岡県賀茂郡南伊豆町にあった、前身は湊海軍病院という、大正12年に創設された古い国立療養施設だったところだ。

1997年に下田市を含む1市5町が病院組合を設立して共立湊病院としてオープン。以来、自治医科大学系の社団法人 地域医療振興協会が運営を委託され、運営に当たってきた。

近年、老朽化が激しく、また耐震面での問題もあったことから、2003年に建て替え問題が持ち上がった。

その際、地元では建て替えか、下田町への移転かで大きくもめることになった。結局、2008年に第三者機関となる「共立湊病院改革推進委員会」を設置。総務省の公立病院改革懇談会座長だった私がこの委員長となり、全国自治体病院協議会名誉会長の小山田恵氏や、順天堂大名誉教授の小出輝氏、聖マリアンナ医科大理事長の明石勝也氏らに委員に就いてもらい、今後の方策が討議されることになった。

旧　共立湊病院

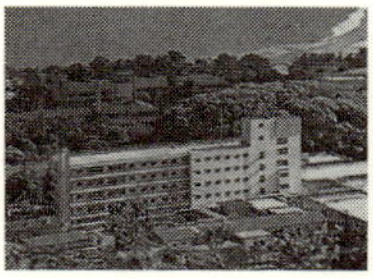

新しくなった「下田メディカルセンター」

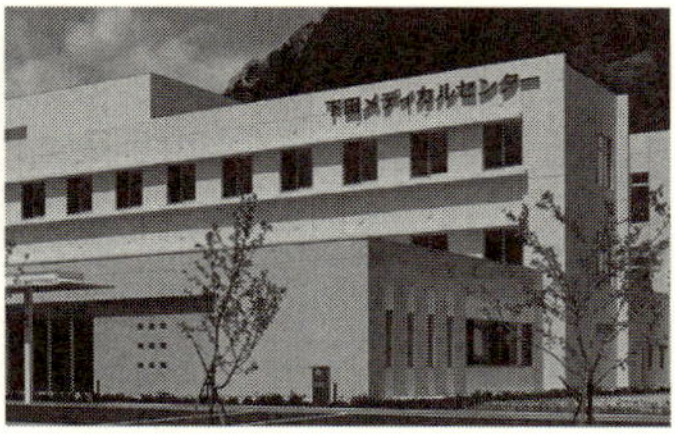

０９年に、新たな指定管理者の公募と、下田市への移転・新築を決める答申を出し、指定管理者を公募することになった。ところが、いったん指定管理者に決まった下田市内の医療法人が、０９年１２月に指定管理者を辞退。地域医療振興協会は契約更新に難色を示すと共に最初から再公募にも応じなかった。

指定管理者を捜した結果、２０１０年７月に神奈川県海老名市の社会医療法人ＪＭＡ（ジャパン・メディカル・アライアンス）が引き受けることになり、１２年５月に新病院の開設に漕ぎ着けた。今この病院は下田メディカルセンターと言い、立派な病院に生まれ変わっている。

共立湊病院は、地域医療振興協会が旧国立病院の経営を引き受けた、第一号の病院として知られている病院だ。

地域医療振興協会は最初の頃は非常によくやっていたと思う。

国が見捨てた海軍病院だから、当初は閉めざるをえない状況だったわけで、それを周辺の６市町村が、何とか続けて欲しいと各方面に働き掛けた。県も、南伊豆地区から急性期病院がなくなるのは困るので、できれば継続させたかった。

それで公募をして指定管理者として決まったのが地域医療振興協会だ。

この地域医療振興協会が、今ではたいへん巨大な、そして問題のある組織に変質している。

そもそも共立湊病院は当初から、国が手厚い支援をしていた。１０年近く赤字補てんで支えてもらってきたのだ。

ところが数年前にその補助金が切れた。やはり、あの過疎地で補助金が切られると、運営していくことは難しい。

しかも中心の下田駅からは２０分もかかる場所で、人口も少ないから患者も集まらない。辺ぴな場所にあるのは、もともと旧結核療養施設だったからだ。

結局、地域医療振興協会はこの病院から手を引くことを表明した。

そのために人口１０万ぐらいの加茂郡地区から救急病院がなくなる危機が訪れた。

個人的なことを明かすと、私はたまたま下田が出身地で、高校の同級生が南伊豆町の町長だった。彼から「何とか助けてくれないか」と頼まれた。それで一肌脱ぐことを決めたのが実情だ。

共立湊病院は、患者さんが多い場所で、お医者さんも来やすい駅前に移転・新築する方向になった。だが、税金の範囲ではこれができない。病院組合を作る1市5町はこれを負担できない。幸い、土地は静岡県が安く売ってくれることになったが、行政側は建物については家賃を払って下さい、ということになった。それぐらいは当然だと思う。

ところがそれを地域医療振興協会は呑まなかった。それで手を引くと言い出した。公募をして漸く、社会医療法人のＪＭＡが最終的に家賃を払う条件で引き受けてくれた。

地域医療振興協会が引き受けないと言ったのは、ブラフをかけるポーズだったのか、あるいは最初から引き受けるつもりがなかったのかはわからない。

いずれにしても共立湊病院が下田メディカルセンターという新病院になって立派に生まれ変わったことは同病院のホームページを見ればわかる。新築で土地は広く、駅前にあるから患者さんは来てくれる。

ところが、この流れを見てなのか、共立湊病院から手を引くと言っていた地域医療振興協会が突然、まさかの信じられない行動に出る。これは国会にも質問状が出されたぐらい、異例の事態だった。

下田メディカルセンターとは近接していて、同じ医療圏にある、祥和会伊豆下田病院という60床の病院が同じ頃、経営が行き詰まっていた。地域医療振興協会はこの病院を買収して、何と直接、この病院の経営をこの地で始めることにしたのだ。

しかもそこへ、共立湊病院の看護師や医師を移すという暴挙に出た。地域医療振興協会は当時、まだ共立湊病院の指定管理者を継続中だったわけだから、これはおよそ社会通念に照らしても許される行為ではない。下田メディカルセンターにとって、というよりも、もはや地域医療に対する妨害行為だ。

伊豆下田病院は河津桜で有名な静岡県賀茂郡河津町にあった。地域医療振興協会はこれをJR今井浜駅前に土地を購入して新築・移転し、2012年5月に伊豆今井浜病院としてオープンした。今また、この病院を100床に増床するといった話も出ている。

実は、こうした「枯葉作戦」を、地域医療振興協会はほかの地域でも行っている。公益社団法人としての当初の理念を忘れ、利益追求の巨大組織に変わってしまったことに、そうした行動の原因があると思っている。

それはその後のこの団体の行動を見れば明らかだ。

例えば、東京・練馬の光が丘病院。日本大学が引き上げたあと、能力もないのに地域医療振興協会が出て来てあとを引き継ぐと言ったのはいいが、スタッフの半分も確保できず、この病院が担っていた地域の小児救急医療が崩壊してしまった。この〝事件〟はメディアでも散々、取り上げられた。

この団体は本当に利益追求の組織になってしまったのか？

この組織に付いて回る議員がいることも問題だ。巨大なお金が動くからだ。税金を使って田舎の政治家が自分の都合のいいように組織を動かしているのはたいへんにまずい。このようにいま、この団体が全国各地でひんしゅくを買う例がたくさん出てきている。浦安市川や横須賀などもそうだ。

利益を上げることが悪いのではない。民間企業は利益を上げるのが第一義だ。民間の経営では基本だ。だが民間企業には民間企業にとっての「経営理念」というものが必ずある。

ところが地域医療振興協会には経営理念がまるでない。というよりも当初の地域医療に対するこの団体が持っていた理念は完全に忘れ去られている。しかも最近やっていることが全て、その能力の範囲を超えている。光が丘も能力の範囲を超えていたから問題が起きた。下田で行っていることも同じだ。

理念がないから、やることがどんどん悪質になる。南伊豆の1市5町は、地域医療振興協会は極めて悪質だと内閣総理大臣に訴えているほどだ。

疲弊した自治体病院が手を上げて「来てくれ」と懇願すると、しめしめと出てきて、税金をたっぷり注入してもらえる。この安易な構図がこの巨大組織をダメにした。

最近は自治医大出身で局長級の人が県にもいるのでますますやっかいだ。

看護師の奪い合いで大変になるから増床はやめるようにと勧告したのに、県は増床を許可してしまった。信じられないことになっている。

公立病院の改革に関しては、地域医療振興協会などには頼らず、自らしっかり経営をしていくべきだ、と言っていくしかない。公立病院なのだから、少なくとも、最初から税金を使っているのだから、約束は守るとか、できるだけ運営には税金を使わないでやっていく、ということを金科玉条にするべきだ。そういう戦いを今も続けている。この戦いはしかし、ほぼ終わりに近づいている。

もちろん自治医大出身の先生には、過疎地の医療を一生懸命にやっている人はたくさんいる。そういう人は、こういう事例は悲しいのではないか。

本当の過疎地で、夜は真っ暗になるところで日夜努力している地域医療振興協会の職員は大勢いる。だが、能力の範囲を超えて規模の拡大を図るのがまずい。

そもそも共立湊から手を引くと言った理由は、医師が集められない、というもっともらしい理由からだった。それなのに病床の権利を買ってすぐそばに新しい病院を建てる、というのはどういうことなのか?

地元のほとんどの人は私の考え方に共鳴している。ところが一部の議員が地域医療振興協会側について動いている。要は利権を目的とした議員だ。地域医療を食い物にしているといわざるを得ない。

市民がどちらを支持しているかは明らかだ。だから、私には怖いものはない。

議事録採録②

第3回 共立湊病院改革推進委員会 議事録

○司会者（橋本） お待たせいたしました。ただいまから第3回共立湊病院改革推進委員会を開催させていただきます。

委員の皆様には、ご多忙の中、ご出席を賜りまして、まことにありがとうございます。厚く御礼を申し上げます。

それでは、本日の委員会の出席でございますが、6名のご出席をいただいております。共立湊病院改革推進委員会設置要綱第5条第2項の規定によりまして本委員会は成立いたしますので、ご報告申し上げますとともに、同条第4項の規定に基づきまして、会議は公開でございます。本委員会の議事録作成のため録音させていただきますので、あわせてご了承願います。また、公開に伴い、傍聴されます方は、携帯電話も含めましてご静粛にお願いしたいと思います。

既にご案内のとおり、本日の共立湊病院改革推進委員会は今回が最終委員会でございます。本日の日程といたしましては、午後3時までに議事を終了し、組合管理者に答申書の提出を行い、全委員によります記者会見を30分ほど予定しておりますので、皆様のご理解とご協力をお願いしたいと思います。

それでは、本日ご出席いただきました委員の皆様をご紹介させていただきます。委員席右側から、傍聴席側からは左手より順次ご紹介させていただきます。

まず、亀田総合病院理事長の亀田隆明様です。次に、社団法人全国自治体病院協議会名誉会長の小山田恵様です。次に、本委員会の会長で東日本税理士法人代表社員の長隆様です。次に、本委員会副会長で、福島県三春町保健福祉課長の遠藤誠作様です。次に、日本海総合病院・同酒田医療センター理事長の栗谷義樹様です。次に、東京医科歯科大学大学院非常勤講師の岩堀幸司様です。

以上で、本日ご出席の委員の皆様のご紹介を終わらせていただきます。なお、本日所用のため欠席されておりますが、順天堂大学名誉教授で江東病院理事長の小出輝様、聖マリアンナ医科大学理事長の明石勝也様を含めまして8名の委員会構成となっておりますので、よろしくお願いしたいと思います。

それでは、次第によりまして委員会議事へと進めさせていただきます。会長よりごあいさつを含めまして議事の進行をお願いしたいと思います。会長、よろしくお願いいいたします。

○長会長　それでは、早速、最終回の委員会をこれより始めさせていただきます。前回の10月17日から本日まで、約1ヵ月間、各委員に持ち回りで答申書案についてご意見をいただき、ほぼ意見調整は済んでおります。本日、各委員にお渡ししました資料を参考にしていただいて、さらに訂正、追加、削除等についてご審議いただきます。本日、答申書を事業管理者に出させていただくということにさせてください。

なお、本日は静岡県医師会長にもご多忙の中、ご出席いただきました。県医師会長の所見をちょうだいすることになっております。本答申について静岡県医師会としてのご意見、ご助言をいただけるということになっております。

実質審議を重視したいと思いますので、ご出席の委員と会場の皆さんにも差し上げてございます答申書案の概要についてだけ簡単にご説明いたします。長文でありますので全て読み上げることはいたしませんので、ご了承をお願いいいたします。

答申書案、第1ページ目には、本委員会への事業管理者からの諮問事項，病院がおかれた状況，どのように議論の集約をしたか，ということを書かせていただいております。

2ページ目は、共立湊病院が担っている地域医療について、概論を書かせていただいております。

2ページ目の2番目に医療機関の連携強化と医師確保。これが最も重要な事項だという観点から、冒頭に触れています。指定管理者のみでは医師確保に限界がある状況になっているという認識であります。それを補うためには、静岡県の保健医療計画に書かれておりますように、開業医との連携が重要となります。救急については後ほどの項で述べますが、休日・夜間の救急医療については地元医師会との協力は不可欠であるという認識に立ってまとめられております。

一番下の行に書いてありますが、医師確保（当直医を含む）は一義的に指定管理者の責務でありますが、開設者である1市5町においても医師確保に行政として全力で取り組む必要があります。例えば都内、近郊からの当直医の派遣についてはヘリコプターの活用などを検討すべきです。既に都内の首都圏の大学から当直医についてヘリを活用すれば派遣する用意があるというような申し出を受けているところであります。

それから3ページ目の中核病院としての機能。地域中核病院としての機能はどのように考えるべきということにつきまして、救急医療についてはＥＲ型の救急体制についても選択肢であるということが書いてございます。亀田委員から補足でご意見、説明があると思います。

救急体制につきましては、現在の医師の状況から勘案しますと、１次救急については一定の決まった場所に休日・夜間急病診療所を設け、一定時間診療を行う方法が考えられます。また、２次救急医療につきましても、共立湊病院の限られた医師のみで対応することには限界があるので、例えば医師会の協力を得て共立湊病院内で一定時間、６時から１１時まで開業医の参加を得て１次救急の対応を行うと同時に、重傷者は病院の当直医師が対応する方法を検討すべきであります。これらの経費については、市町村が負担すべきであります。割り増し経費であるので、通常の病院経営では無理で継続できない。財政的に公の責任であるということを明確に答申では書かせていただいたところであります。

いずれにしても、２４時間対応ができる病院づくりが重要であり、救急医療の機能を高めることが必要であるということは当然です。

３ページ目、（２）ですが、病床数。建築について答申を求められておりますが、病床数はどのぐらいが適当かということにつきましては４ページをごらんいただきたいと思います。難しいのですが、現在の本病院の病院報告の概況、平均新入院患者数の全国平均値及び人口を用いた病床数を参照すると、２００床規模であるということで、現在の静岡県の保健医療計画からみますと、１５０床を超えて増床することは困難であります。結論的にいいますと、１５０床新築するという答申になっております。事業管理者と組合が決めることでありますが、今後、圏域内の民間病院を買収することなどで増床することが可能であれば、検討されたい。共立湊病院と買収した民間病院の統合は、再編ネットワークということで医師の確保が行いやすくなると考えられます。統合に関する資金につきましては既に総務省にも確認しておりまして、買収資金に一定額の交付税が措置されて、さらに増床した分につきまして１床当たり年間約７０万の措置が最低でもされます。総務省において財政支援措置検討会が開催されておりまして、地域医療確保のためにかなり思い切った措置が行われます。単に建て直しということではだめで、官民が役割分担を明確にして再編ネットワークに取り組むことが条件になっているということであります。

病床数の試算は、根拠として、これは主に厚生労働省が考えている病床数の試算で200床。1市5町の人口数を用いて計算し直すと70床ぐらいでいいのではないか、という算出根拠を参考に書いております。

診療科につきましては、現在の病院は非常勤医師がかなり多くなっておりますが、常勤医師の確保についてもやればできるのではないでしょうか。

5ページ目、外来機能を強化していただきたい。IT化の促進についてということも当然だろうと思います。

5ページの真ん中にありますが、移転地につきましては、1回目、2回目でかなり議論がされているのでご案内かと思いますが、結論としては、下田市への移転が望ましい。具体的には、下田南高跡地が第1の候補としてよろしいのではないか。静岡県所有の土地でありますので、無償貸与などの協力について県に1市5町が強力かつ早急に働きかける必要があります。前例としては、下田市の教育委員会が過去、県から無償で払い下げられたものであると、下田市から情報をいただいているところであります。

建設費につきまして、(2)ですが、遠藤委員が1回、2回で詳しく説明しております。補足していただきたい。

6番目、跡地利用につきましても、当然、明確な考え方を同時並行的に出していくことが南伊豆町の住民の皆さんのご支持を得られることと考えております。7ページ目、跡地は無床診療所を置くことがよいのではないか。

岩堀委員から補足や助言をいただけると思います。委員会開催中に三菱地所とか大手企業も重大な関心をもっているとの情報を得ました。最高にすばらしい弓ヶ浜の利用についていろいろ提案する用意があるという大企業の考えが、耳に入っております。組合は市・町に負担をかけず、地域の雇用確保と活性化のために、大企業からの提案を受け入れ速やかに病院の移譲と同時併行で検討を開始すべきです。

最後に経営形態。真ん中辺に書いてございます。

地域医療振興協会の指定管理者指定は、期限が23年3月であり、約2年数ヵ月しか残されておりません。法的にも再公募が必要であります。現在、場合によると1年以内に撤退が公式の場でなされております。雇用関係がどうなるかについて指定管理者が明確にしていないのは問題であります。撤退するということになれば、雇用契約の責任は組合ではなくて指定管理者にあります。働いている人が非常に不安になる。答申を受けたら、東部総合病院との共倒れを防ぐという面においても、来年早々にでも本設計に入ることが望まれます。早急に着工が必要です。地域医療振興協会が積極的に継続して医療を担当してほしいと願うものでありますが、条件が合意できない場合には、新しい法人の参加も求めざるを得ない。雇用問題が絡みますので、本委員会終了後、組合議会並びに事業管理者におかれては、再公募の手続きに速やかに着手する必要がある。

本日、小山田委員から公募要件についてご意見がございます。本日ご提案いただいたものですから、今、各委員にお配りします。小山田委員は全国自治体病院協議会の会長を8年務められ、自治医科大学の評議員としても枢要な地位を占められた方ですので、そのお立場で公募要件についてご意見をいただきました。

不採算医療に対する国からの交付税、各自治体が果たしている役割に対しては全額、指定管理者に対して交付されるべきは当然であります。

消費税問題も含めて利用料金制がいいのではないか。しかし、病院経営のいわゆる赤字補塡は行わないというのは、今回の総務省のガイドラインで明確にしているところであります。もちろん過疎の公立病院を切り捨てるとかそういうことでは全然なくて、逆に、前々から申し上げているように、産める育てる町にするというのであれば、小山田委員が現役の会長時代に強烈に主張されたように、医師は週に1回、月4回の当直厳守とする。そういうことによる人員確保にかかる人件費については、各自治体は当然全額税金を負担してでも経営をしてもらう。しかし必要十分に交付して赤字になるということは容認できない。

4番目は、これから指定管理者と意見の調整が必要でありますが、減価償却費は全額徴収することは絶対条件になります。今、湊病院組合には預金と借金が同額ですから、お金がありません。

指定管理者のほうには純資産の部で約10億、決算書から推定すれば17億ぐらいの留保金がある。アンバランスの原因は、家賃が異常に安いというか、みなし償却ということが原因しています。減価償却費あるいは家賃というものはいかなる病院事業でも全額負担すべきことが当然で、これまでの指定管理契約は不適切でした。

静岡県はこのたび独立行政法人化を正式に決定して、事業管理者も決められました。諸般の事情で指定管理者制度が困難な場合は独立行政法人も選択肢として考えてほしい。1市5町の共同経営は企業経営としてはよくないということであります。日本で最初の独立行政法人で4月1日から理事長になられました栗谷委員がおられます。この6ヵ月間で劇的な改革をなさったお話を聞きますと、やはり独立行政法人がいかに病院経営にとっていいかという話につきましては、後ほどコメントをいただけると思います。現在は指定管理者でいいのですけれども、今後の跡地利用とか考えますと、1市5町が意見の相違をすみやかに調整することにつきましては困難が伴います。組長と各議会の同意をとりつけるということの困難性はいうまでもないことであります。ガイドラインでも一部事務組合による経営はやめてほしいということをはっきりわかるように、2ヵ所にわたって書かせていただいております。これは今後の問題であります。

あとは、9ページには病院の建築についてです。遠藤委員から追加説明をお願いしたい。

本日の参考資料は委員と組長さんにお渡ししてあります。100ページぐらいありますが、ご関心の方は事務局にてごらんいただきたいと思います。

まず資料の1つ目は、夜間救急外来に地元開業医と全面提携し始めました湯沢市の雄勝中央病院。開業医が夜間救急、病診連携を突破口にしたという福井県の南砺市。岩手県の公立病院の宮古病院に医師会が開業医を派遣して、日曜の外来診療をサポートするという記事。最後に、これが一番重要なのですが、組長さんにもよくみていただきたいのですが、夜間救急ヘリ。長崎離島医療組合、防衛省の海自ヘリが大きく貢献。日中はヘリが飛んでいますので長岡の順天堂静岡病院で十分機能を果たしているのですが、夜間のヘリが飛ばない。実は本委員会のために私は長崎へ行ってまいりました。長崎県離島医療組合、長崎県立病院事業管理者の矢野先生のお話を伺いましたら、海自、防衛省のヘリは夜間も飛ぶというようなことでした。1市5町で防衛省、海自、陸自のヘリを利用させてもらったほうがいいのではないでしょうか。長崎は離島が20カ所ぐらいあるようですが、夜間も運んでいる経緯を調査してほしい。

医療特区の申請を内閣府にするとか、その資料がいろいろあります。長崎の離島組合は全国でも一番うまくいっているのです。歴史もあるのですけれども、北海道よりも広い長崎県の圏域なのに、です。北海道が広いから地域医療が崩壊しているというのはおかしいと矢野事業管理者はいっていました。自治体も国も動いて、防衛省にもご協力いただいて、出動命令を知事が防衛大臣に依頼して、それから出動するというのがルールです。ルール違反はできないけれど、災害に準じて早く出動していただくという仕組みをつくった。1市5町におかれては防衛省と地元国会議員にお願いして、防衛省のヘリを夜間で使うことをやってみてほしい。

2番目は、独立行政法人化への大きな流れを歓迎という資料です。静岡県自体が、以前は独立行政法人化について果たして効果があるのかというような書面を私はもらったような気がしました。正式な書面ではなかったということで資料としては取り上げませんでした。静岡県自体が独立行政法人に8月、県議会で承認して、11月に理事長も任命したということであります。そのほかの資料は、浜松市医療改革委員会の会長は尊敬するスズキ自動車の鈴木修会長です。22年度から独法化するけれども、独法化の前に理事候補を全部公社に送り込んで、早く独立行政法人のような柔軟な経営にしろ、ということをおっしゃっている資料です。

独立行政法人、非公務員化の動きは、全国に大きなうねりになっているという資料をたくさん掲げておきました。京都市立病院と京北病院、合体して独法化。これは酒田をまねしているようです。茨城県の県西総合病院。長野も独法化。

次に、産科医をぜひ復活してほしいという要請があります。やってやれないことはないというような資料です。静岡市立病院のオレンジカードというものは大変評価が高い。清水厚生病院、あと産婦人科医関係の資料。委員は全部熟知しておりますが、参考にしていただきたい。答申書が大分厚くなってしまいますので、省略して、参考資料という形で組合に提出するということになります。

下関市の包括外部監査人の監査結果及び意見の概要というのは大変参考になりま す。指定管理者に任せっきりで、丸投げで、自治体が責任を放棄しているのではないかという外部監査人の警告の意見書が参考になります。湊病院はこれまでブラックボックスとまではいいませんが、事務組合と指定管理者との間の話し合いとかがどういう内容だったのかということについて、市・町民にほとんど知らされていなかったのではないか。モニタリングといいますが、医療サービスの品質面におけるモニタリングを強化する必要があります。

政策医療の実施に係るモニタリング結果は、市・町と事務組合の補助金算定の参考にする必要があります。しかも、市・町民がモニタリング結果を閲覧できるよう、モニタリングの実施及び結果の詳細の開示が必要である。

どこの自治体でもやっている指定管理者契約をそのまままねして、形式的に、地域医療振興協会が大変よくやっているからいいのだというようなことで、自治体が経営者としての責任を十分果たしていないのではないかという疑いがあります。今回、委員会の開催中、事業管理者にも再三強く要請したのは、事務組合のホームページを速やかに立ち上げてくださいということです。大して金もかかりませんから、世界各国の言語ででもみてもらえるホームページをオープンすることを強く要請しております。有数の観光地である弓ヶ浜を世界にPRすべきです。1回目、2回目の議事録と、本日お渡しした資料とか、審議の内容は全市町民がすみやかに知る必要がある。そういうことを全くしていなかったということです。南伊豆町とか下田市のホームページに、病院事業に関する状況が今どうなっているか、どのくらい厳しい状況だったのか、そういうことを市町民が常時みられる体制になかったということは極めて遺憾であります。本当はこのことも答申に入れたかったのですが、余り多くなってしまうものですから、資料の紹介だけにします。

6番目ですが、自治体病院の民営化については佐賀関病院を参考にしていただきたいということを書いてあります。ここより僻地なのですが、4人の自治医大出身者が地域医療振興協会とは関係なく医療法人を設立し、特定・特別医療法人という公益法人になって経営しています。僻地でも医師が完全に充足しています。国に対しても医師を派遣するまでになって、さらに利益も出て税金も払っています。自治体からの税金投入はないという100床の病院です。その資料が6番目であります。

あとは、進行中であります総務省の財政支援に関する懇談会の資料を全部つけてあります。再編ネットワークを強力に進めれば、建設費の半分程度は国から最低でもいただけるでしょう。過疎地の起債もこの夏からかなり柔軟になってきました。国からの僻地に関する財政支援を100%活用することを事務組合は考えてくださいという資料です。11月末に答申が出て、まもなく公開される予定になっています。

以上、私から資料の説明と答申案についてご説明しました。小山田委員から共立湊病院のあり方について追加ペーパーを本日いただきましたので、ご説明をお願いいたします。

○小山田委員　答申案を読んで整理し私がまとめましたものが、本日お配りしたものになります。私もこの委員会に入っていますからほとんど同じであります。単純にまとめるとなりますとなかなか難しく、少し違う雰囲気のところもあるかもしれません。

まずこの委員会として、先ほどでてきましたけれども、場所も診療内容も、現状のままではだめだという認識です。まず新築移転。その場所は、下田市。具体的なところでというと、下田市にある南高校の跡地が最適でしょう。病床は150床でうまく運営すればよろしい。それから、この建築に当たっては、いろいろと資料にもありますが、民間的な手法をとるべきだということです。それから、現在の非常に景色のいいところ、あの跡地はどうするか。これは診療所。ただ、診療所も、ここにはちょっと書いていませんが、無床診療科でなければいけないと思います。そのようにしたらいいでしょう。それから、この時期は、今の地域医療振興協会との契約が切れる23年3月までには竣工すべきだということは、先ほどのまとめの中に入っていることであります。

今度は病院の経営形態をどうするか。例えば自治体が直轄でやるかどうか、民間に委託するか、民間に移譲するか、あるいはやめるかというような選択肢があるわけです。独法もありますが、これまで継続しておった体制、指定管理者制度、公設民営という形でやったほうがいいだろうということであります。

あとは、このようなまとめ方を私がしたわけですか、今度はどういう医療法人に委託をするかということになると、いろいろ難しいです。実際、私も二、三、こういうところにかかわったわけですが、応募はあります。ない場合もある。それはだめです。なるべく2つでも3つでも応募してくれなければだめなのです。

ちょっと長くなりますが、小児救急センターをつくるという要望があります。どこから医者を連れてくるのですかというと、ないですよ。ですから、現実にありそうなところ、できそうなところで開設していかないと、もしそこで応募がなかったら困るわけです。そういう配慮であります。

それから選定条件、選定するときに応募条件というのをつけてやらなくてはなりません。

もし公募して選定する場合には、公募するときに、こちらの側はこういうことを要望したいということになります。それは、これからお話ししますが、医師の確保。今、常勤が8名ですが、これでは足りない。常勤はどうしても最低限10名以上確保できるかということです。

診療科は、今、内科、外科、整形、小児科、産婦人科、眼科、耳鼻科がありますが、この中で特に内科、外科という分野。内科にはやはり常勤は4名以上が必要だと。他の科も複数は必要なのですけれども、もし可能であれば、産科も2人以上欲しいということを出してはどうでしょうかと。

診療内容ですけれども、これは1次と2次。これだけの体制では3次はできません。なので1次と2次をやります。しかし、それについてはやはり医師会とか他の病院との連携があってこそできることで、この体制ではそういう連携をしっかりとします、できますということの組み立てが必要だろうということです。

経営でありますけれども、やはり公設民営ですから、国からも地方交付税として本当に不採算になる部分が出てきます。それから、どうしても出すという自治体からも出ています。私の病院もそうです。これはやはり民間に委託してもその分は当然出しますということです。

それから、利用料金制がいいだろうと。これはどういうことかといいますと、公設民営の場合に、入院とか外来の患者さんの収入があります。それを誰がとるか、誰がもらうかということです。全部開設者のほうがもらって、本当に必要な、その中からプラス必要な部分を指定管理者に払うという方法があります。利用料金制というのはそうではなくて、入院、患者さんからいただいたものは病院のほうで使いなさいと。それにプラス、先ほどいった[illegible]の部分はあげますということ。

では病院はどのようにすればいいのかというと、減価償却費があります。建物を30年間負債するとか設備とか、それは病院で支払いなさい。これは民間でもやっていることですから、そういう制度でやればいいでしょう。

あとは、4番目、最後ですけれども、これはなるべく早くやらないと困る。というのは、建築は23年3月までに終わらなければならないということですから、できるだけ早くやるべきでしょう。

委員の先生方にもこれは先ほどお配りしたので異論があろうかとは思いますが、以上であります。

○長会長　どうもありがとうございました。各委員から全部ご意見を伺って、それから討議に入りたいと思います。まず亀田委員からコメントを。

○亀田委員　お二方の先生から話されたことに関しましては、おおむね同感であります。病床数については、私自身、余りこだわりがなくて、150床か200床かで大きく変わることはないと思っています。150床で今おっしゃられているような機能は十分果たせる病床数なのだと思っています。

ただし、医師に関しては10人では足りないと思います。現実的にはその倍が必要だというのが私の意見です。ただ、最低20人といったときに、応募してくれる人がいるかどうかというところは大きな問題ですが、現実的に、私がたまたま長先生との関係もあって、今年からお引き受けしている病院が房総の南の館山というところにありまして、この病院がちょうど149床です。お引き受けしてからまだ半年なのでフルオープンはできておりませんが、150床フルオープンすれば経営的にはそれなりにやっていけます。現実に、既にどちらからも一銭もいただいておりませんので、特段経営的に赤字になりそうな感じでもありませんし、やっていけそうな感じはしています。ただし、医師の数は今20名、30名にします。これが条件になっているのが実態です。医師の数が少ないと、どうしても赤字になります。実は病院経営の最大のポイントは、医師の数が多いと人件費比率が下がる。そして黒字化できるという事実なのです。余り理解できないかもしれませんが、これは事実であります。

それから、減価償却費のことにつきましては、ごく当たり前のことだと思います。減価償却費につきましては、必ず病院というのはある一定の期間で耐用年数が来て建てかえるわけですから、これにつきましては設置者、つまりこれでいいますと市町村がその分につきましては積み立てをしていかなければ、必ず病院は何年かすれば陳腐化します。この分につきましては、指定管理者制度であれば当然オペレーターのほうから、運営しているほうから設置者のほうに支払っていただいて積み立てておかないと、どうにもならなくなります。また陳腐化して、また建て直せ，お金がない、という話を繰り返すことになりますから、当然のことだと思います。

一方で、今の保健医療というのは現実には破綻をしておりまして、例えば自治体病院で保健医療だけで成り立っている病院は日本中探して1ヵ所もありません。これは保健制度そのものの欠陥でありまして、もう1つは公務員給の問題があります。公務員給与制度——これは先ほど参考にしてという長先生の話の中に、何か非常に高いお給料の人がいて、それを……これはどこでしたっけ。下関ですか。どこかの病院で、ドクターが買い取ってやったら……

○長会長　佐賀関ですね。

○亀田委員　佐賀関ですね。そういうお話がありましたが、これも事実であります。

したがって、公の仕組みで病院を経営して成り立つという可能性は基本的にありません。つまり、人事院勧告に準じたような人事システムで病院を経営しても１００％成り立ちません。

したがって、公でやるということはあり得ないと思います。

非公務員化した独立行政法人ならば、そこに強いリーダーがいれば可能性はあります。

非常に強いリーダーシップが必要になりますが、非常に強いリーダーシップをもった人がいれば、独立行政型は成り立つ可能性があります。私、たまたま東京医科歯科大学の理事を、国立大学が法人化されるときにお引き受けして４年間やった経験がありますが、独立行政法人は、法律をよく読んでみますと、かなりの自由度があります。ただし、よほど強い意思がない限り、この法律の意図を全うすることはまず不可能だと思います。ですから、よほど強いリーダーシップがあれば独立行政法人の可能性はあるというのが私の意見です。

今お話ししたのが大体ポイントで、病床については問題ありませんし、利便性の高いところに移転する。

それで、最後の減価償却のところは、私、何度も強調しましたけれども、ここが現実問題とすると建設費と全くリンクしているわけです。建設費に贅沢をいえば、減価償却費が膨らみます。つまり、いかなる運営をするものが引き受けたとしても、こういうものをつくってほしい、ああいうものをつくってほしいといって豪華なものにしても構わないのです。豪華なものにしても構いませんが、そのときはその分の費用を払ってもらわなくてはいけない。それが減価償却費になります。例えば６０億でつくったとします。そうしますと、それを３０年なら３０年と考えて割り算してみますれば、1年に2億円、これが半額になれば1年に1億円の費用で済むわけです。これは、これをお引き受けされる指定管理者の方が払わなくてはいけない。そして、それを払うというのは、病院というのは何年かやったら、もうそれでやめていいというものではありません。未来永劫、この地域がある以上、継続するということが非常に大事になります。医療のレベルを維持しながら、さらに向上させながら、永遠に継続していく。そのためにはこれは必需であります。

以上のようなことから、今までの長先生、小山田先生のお話に私は全く同感でありますし、減価償却の意味についてもぜひご理解を賜りたい。そして、それだけ後の負担が柔軟にできるように、建設についても慎重に行っていただきたいと思います。

以上です。

○長会長　ありがとうございました。それでは、栗谷委員から、酒田市立病院と日本海県立病院を統合されて、両病院の責任者をなされています。酒田市立病院が50年たっていますので間もなく建築をするのですが、どのくらいお金がたまっていて、どのくらいでできるのかという話と、独立行政法人の業績について公表されている範囲で、ご意見を伺います。

○栗谷委員　独立行政法人についての課題につきましては、この資料の考察に書かれてあるとおりであると思います。私どもはこの4月に525床の県立病院と400床の市立病院が一緒になったのですが、一緒になったと同時に175床減床しております。非公務員の地方独立行政法人でございますけれども、現給保障でございますので、給与体系は、旧県立病院、県職員時代、それから旧市立病院時代と全く同じ給与でございます。

現在のところ、市から移った、異動した職員は法人職員、そして県からは3年間だけ派遣という形で、3年過ぎたときにどちらかに寄せるというようなことでございます。

現在、移行期間が3年間ということですけれども、その間に、建築後年数が余りまだたっていない県立病院の敷地の中に120床の増床と内部改修が行われるのですが、予算規模としては現在のところ60億程度と考えております。ただ、内部の機器の更新とか様々な内部改修、それから増床に伴う新しい機器のコストがありますので、その分がかなり膨らむだろうということで、中期計画が終わってちょうど増床増築工事が完成する前あたりに、資金繰りがどうなるかというようなことを少し懸念しております。

先ほど亀田先生がおっしゃったように、独立行政法人というのはリーダーがよほどしっかりしていないとすぐ立ち行かなくなるということは、そのとおりであろうと思います。

独立行政法人化を行う場合に、特に医師の一定程度の確保というのが見込めて、もう1つは、運転資金が少なくとも中期計画の間に枯渇しないで済むというような見通しをはっきりもっていなければ、独立行政法人化に移行することはほとんど不可能だろうと思います。

開設自治体が例えば出資債というような形で、独立行政法人がスタートするときに運転資金も含めて繰り入れをあわせて行うというような意味のお金があれば、これはまた別かもしれませんが、通常の場合は自治体にそんなお金はとてもありません。今回の場合には、市立病院のほうに内部留保資金が50億程度ございました。県立病院のほうが資金はゼロ、不良債務が24億円ほどあったのですが、それは県が出資債と退職引当金を合わせて30億円起債するという形で解決しております。あと、固定資産評価額でもって累積欠損金を消せるというルールがありますので、この手を使って、県立病院は建築してからまだそんなに年数がたっていないもので、累損ゼロの状態から始めることができました。

この4月になってちょうど上半期の決算が出たのですけれども、医師の異動、職員の異動が行われていますので単純な比較はできませんが、半年の間に大体6億円を超える経営改善が達成されています。原因についてはまだ詳細な分析はしておりませんが、予想したよりはかなりいいペースで経営改善は進んでいるということになろうかと思います。

ただ、前回の経営状態がかなり左前ということですので、それと比較しても余り意味はないので、問題は、中期的な資金繰りがきちんと可能なのかという視点を、この独立行政法人に移行してから常に考えるようになりました。医療機関でございますので日銭が入りますし、運営費交付金が年4回に分けて投入されるわけですけれども、例えば経費の交渉でありますとか人員の配置、そういったことは独立行政法人になればその日のうちに決断することができますので、経営の弾力性については昨年とは段違いによくなっているということができると思います。この資料の考察に書かれておりますように、運転資金が悪化した場合に経営が厳しくなるというのはそのとおりでございますし、厳しくなるどころか、途中で万歳してしまうというようなことも当然視野に入れて運営していかなければならないということです。

先ほど亀田先生がおっしゃった、医師の数が多くなれば病院は黒字になるというのは、基本的に正しいのかなと私は思っています。特に病床が減って医師の数が減らなかった，少なくとも変わらなかったというのが、この法人が成功した大きな要因の1つになっているのではないかと私は思います。ですから、病床数を先に決めるのではなくて、獲得できる医師の数をまず先に見通しをつけること。もちろん病床数が決まらなければ建設もできないわけなのですけれども、均衡経営のために、医師の数からどのような戦略を組んでいくのかということが大事なのではないかと思います。

独立行政法人化に関しては、今、ご意見がありましたとおりでございますので、本共立湊病院の場合には、最初にとるべき手段ではないのかなと議論の経過から考えておったところです。

以上でございます。

○長会長　追加でご質問します。この半期での入院単価が4万5000円ぐらいで独法になられて1人1日あたり前年比約8000円あがりました。外来単価は外では普通下がっているわけですけれども、上がっています。在院日数も減っています。人件費比率も10％ぐらい下がっているという優等生。賞賛に値します。再編ネットワークとして、病床を減らしただけのようですけれども、なぜそういうことができたのか、もう少しご説明いただけませんでしょうか。

○栗谷委員　人件費比率が減ったのは、医業収益がふえたからです。人件費の絶対値が増えているのではないです。一つの要因として、独立行政法人になったときに共済の追加費用というのが発生しません。これはかなり大きなメリットでありまして、当院の場合には金額にして2億3000万円ぐらい、この分が人件費からなくなりますので、それが大きな要因であったと。ただ、みなし償却分というのがそれ以上にありますので、総計すればそういう決算書上の義務的な支出に関しては増えているということになると思います。

在院日数は合併したことによって3日ぐらい短縮されました。あともう1つ、著明にというか変わったのは、在院日数が減って、看護師配置が7対1になったということで、入院単価が上がったこと。そのことと、在院日数が短くなったことによる診療単価の上昇。

あともう1つは、診療収入がふえたということは、つまるところ、業務拡大が行われたということなのですけれども、これを野放図にやってしまうと不平不満が高くなってきますし、時間外はどんどん増えていく。最終的には職員の疲弊、過重労働というのは業務拡大をどこかで頭打ちにしてしまって、なおかつ経営的な診療業務というものの効率性を極めて悪くしてしまいます。ですから、私どもの場合には、看護補助者、パートさん、あと代行入力、その他、本来今まで医師、あるいは看護師がしておくべき業務の代行するマンパワーを大量に雇い入れました。これで減った時間外が3分の1ぐらいでございます。そのことがかなり大きかったのではないかと思います。

職員数は、全体としては病床も減っていますので、少し減った形になるかと思いますが、業務量の拡大がそれを上回るぐらいあって、経費は先ほどいった要因によってある程度下がっています。時間外の減少金額というかセーブされた金額と、代行入力とか補助者さんの雇用のために使った人件費は、ほとんど変わらないぐらいの量でございます。この分で業務拡大が図られたわけですので、収益的にはそれでよくなったという、非常に雑駁な分析ですけれども、そういうことがあったと思っております。

あと、医師が今までやっていた業務、点滴ラインを確保しなければならないとか、電子カルテを運用しているわけなのですが、その入力・訂正などのために例えば検査を中断してわざわざやらなければいけないとか、小さなことがたくさんありました。業務改善委員会というのを設けて、この労力を大幅に効率化しました。組合から余り評判はよくなかったのですけれども、結果的には時間外が減るようなマンパワーをちゃんと雇用してもらえるということで、メリットは少しずつわかってきてもらえているようです。そういうことではないかと思います。

○長会長　どうもありがとうございました。それでは、岩堀委員から、前回ご欠席の委員もおりますので、跡地利用につきまして、補足的説明をお願いします。

○岩堀委員　ちょっとその前にといいますか、私の分野に関係するところということで4と5、4番も少し触れさせていただきたいと思うのです。

全体もそうですし、この部分についても私はこのとおりでよろしいかと思います。ただ、ちょっと補足したいのですけれども、例えば単価60万円ということで、これは設定した数字としては目標値として大いに目指すべきだと思っています。ただ、わかりやすいように簡単にご説明したいのですが、建物をつくる上で、皆さんおわかりの方がほとんどでしょうけれども、設計者と、施工者と、監理的な役割と、発注者、そういういろいろな役割があるわけです。通常、設計者と監理者というのは1つの人格でやる場合もあります。ただ、設計者というのは与えられた数字に設計を合わせるというような、いってみれば習性がありまして、かつて私、10年ぐらい前でしょうか、ある公共建築の保健福祉が一体になったような建物で、80億でやりなさいということでコンペというかプロポーザルというか、そういうのがあって、私はとてもそんなにかからないというので60億でやったらどうですかと提案したら、とんでもないということで真っ先に落とされたのです。要するに、ある予算を使い切るというのがその当時の一般的な考え方でした。

施工者の皆さんというのは施工することによって利益を得るのが当然の役割ですか

ら、それはそれでいいのですが、ただ、どれだけかかるかというのは、本当は施工者の方がわかっている部分があると思いますので、設計、施工を組み合わせるというのは非常にいい試みのような気がします。

ただ、幾らでできますよというところあたりが、官庁の単価ということで、あらかじめつくった単価で入札予定価格のようなものがあったのですが、それがだんだん、ちょっと高目に設定しておいたほうが競争原理が働いて安くなればいいだろうというようなもので、やや高目，高目にとできてしまったのが、今、非常に悪評高いような結果になっているとは思います。

それと同時に、官庁単価というのは実勢単価の後追い，後追いで来るのです。ですから、どんどん物価が高くなっているときはなかなか落札できない。下がっているときは余裕をもって利益を十分残しながら落札されているというようなことになると思います。

私はもう1つ、特に病院のような建物を建てる場合は、要するに事業ですから、どれだけコストをかけられるかということがまず本来はあるべきではないかと思います。その中で、例えば幾らかけてもいいと。先ほど減価償却というお話がありましたが、減価償却を見込んで事業として成り立てばいいというものではないですけれども、無駄はしてはいけませんが、その中で例えば建物の質ということで、この前ちょっと申し上げましたけれども、もう1つ、ランニングコストです。上手にやればいろいろ節約もできるのですが、下手な設計をしますと、水とか光熱費を入れると平米1万円ぐらいかかるというように従来いわれていました。工夫すると6000円台ぐらいにも落とせるのです。ですから、今回、仮に1万平米の建物とすると、年間1億ぐらいかかる。それが6000いくら済むというのは大きい数字ではないかと思いますから、私は減価償却費と同時に、減価償却費プラスランニングコストで事業計画の中では位置づけるべきではないかと最近思っております。

それとあわせて、単価というのは、要するに平米単価というのは総事業費の中の総工事費といいますか、そういう総投資額としてとらえていただいたほうが間違いがないのではないかという気がします。その中で、ご存じのように、最近、建設業界は特に流動的ですから、目標はこれでいくべきだと思いますけれども、どれだけかけられるかということも含めて、ある程度幅もあり得るかなというあたりを、うまくコントロールしていっていただければいいと思います。ちょっとわかりにくいお話をしてしまったかもしれませんが、そういうことが1つ。

それから、小山田先生の話で23年3月までというお話がありましたが、多分この規模ですと3階建てから一部4階か、あるいは3~4階建てだと思うのです。ですから、工期というのは階数で大体決まってきますので、実質15ヵ月ぐらいあれば工事は大丈夫だと思います。決して余裕はありませんけれども、急いで設計を進めて、このご提案のように設計、施工で一気通貫といいますか、時間を節約してやっていけば、十分といってもいいくらい、期間としては間に合わせられるのではないかという気がいたします。

跡地利用のことをちょっと触れさせていただきますと、実は前回以降、2つ、私のほうで教えていただいたことといいますか、ちょっとお声かけさせていただいたことがございます。

1つは、いろいろな大学の学生さんが非常によい地域の調査をされていまして、この南伊豆のロケーションでありますとか、残された歴史的な価値とか、そういったものを生かして開発ができるのではないかということを踏まえています。先ほど長先生から具体的なお名前が出ていましたけれども、秘密にするということではなくて、こういうのはなかなか難しいものですから、私のほうは本当の窓口の方に声をかけております。それが本筋のところに行ってしまうと、おれは聞いていないというようなことになると困るので、お名前はちょっと差し控えさせていただきたいと思うのですが、商社と不動産、どちらも大手の方々ですけれども、ちょっと様子を聞きましたら、1つは、ご承知のように、今、マンションが非常に落ち込んでいますので、一方でビジネスとしてはいい投資先といいますか開発を探している状況なので、条件が合えば大いに興味はあるというように、窓口の方のご意見ではそういうお答えをいただいております。ですから、前回も申し上げましたように、この地域にとっていい開発につながるようなところを選んで、いろいろな議論を尽くして、もし移転した跡地をどうするかということであれば、進めていただければと思います。関心をもっている方々は結構いらっしゃるのではないかということをご報告させていただきます。足りないこともあるかもしれませんが、そんなところでよろしいでしょうか。

○長会長　ありがとうございました。それでは、最後に遠藤委員から。

○遠藤委員　私からは、病院を建てるについての話のところを今までの経験を踏まえて若干補足したいと思います。

9ページに補足ということで別紙をつけてあります。坪当り60万円で本当にできるのかという議論が一般の方々の場合はあるかと思いますけれども、答申案の9ページに国の建築統計の2004年版をもとに大学の先生が作成したものをさらに加工した表があります。これを見ると市町村が建てている病院が一番高い。110万円近くかかっています。この数字は平均なのです。ですから中には100万円かからないでできた病院もあるでしょうし、先ほど80万円から150万円という数字がありますけれども、現実にこういう金額をかけているところもあるということです。これは病院のコストを意識しているか、技術者など専門家をどれだけ抱えているかの差なのだろうと思うのです。

病院の経営改革なんていうと、病院運営の話、医者をふやすとか、診療科目をどうするとかという議論になりますけれども、今回の場合のように病院の移転が伴う改築の場合は、もう既に建築計画の段階で改革の第一幕はあがっているのです。そのときに高い建築費をかけて病院をつくってしまったならば、外から医者を呼ぼうと思っても、軍資金がないとそれは無理な話になるのです。ですから、つくってから考えようという感覚では無理なのです。

特に今は多くの市町村が財源をもっていませんから、もう出せない。そうすると、病院の現場で頑張ってもらうしかないわけです。そのときに利権が絡まったり、いろいろなことをやって足かせをはめたならば、いい病院なんかできません。この地区にはないと思いますけれども、役所の大きな工事ではきな臭い話が出てくることがあります。これをやったならば、もう地域の将来はないということです。

ここの病院は、特殊な病院をつくるわけではありません。普通の病院をつくるわけですから、いいものをとにかく安くつくる。そういう面から坪６０万円という１つの目安を設定したわけです。

ただ、設計施工一体という官庁では珍しい特殊な発注をやった場合に、地域によっては業界が不調にして流すというケースもかつてはありました。しかし、これは社会の流れに反した、反社会的な行動ではないかと私は思うのです。ですから、そこのところは負けないで気迫で跳ね返すぐらいの気構えでやってほしい。そうでないと多分地域の明日はないでしょう。この地区では、中核になる病院が、こういう事態になっているわけですから、この問題をきちんと整理しなければならない。この地域の次のまちづくりを考えたとき、しっかりとした病院をもたない地域では、将来の展望は描けませんからね。そういう点でひとつ考えていくべきである。

　そのとき一番の問題は何かといったら、役人の常識でするやり方は一度捨てることだと思うのです。私も公務員ですが、やはりここのところは大事なのだと思うのです。これは職員ばかりではなくて、首長から議員まで含めて関わったもの全ての責任だと思うのです。

　今まで公立病院の常識でやってみんな失敗しているわけですから、これでは話にならないことです。１５０床もっているわけですから、この地域の中核病院になる資格は十分です。

　仮に設計施工一括発注が難しいという場合でも、それに代わる方法はないわけではありません。あるけれども、やはり一番は、民間のノウハウが生かせる一体発注です。民間の力をある面では信じる必要があるのだと私は思うのです。公務員は自分が一番情報をもっていて、何でも知っているような錯覚をしているけれども、実際のところあまり勉強していない。ここの上のほうに書いておいたのは、こういうことです。

　今日の建設会社は医療動向の情報提供だとか市場調査をやって、そこからちゃんと病院をつくって、成り立つ企画までサービスするという商売をしているわけです。これだけ病院の経営環境が厳しい時代に、ありきたりの経営計画しかもたないで、従来通りの設計と工事を分離した発注をしていたら、建設コストは下りません。設計のときに金額が下がっていなければ入札で下げようとしても実際には無理です。共立湊病院改革の前半の山場は建築だということです。

ここの場合は建設場所と、建築方法が要になるのだと私は思います。そういう努力をしていれば、意識の高い地域でおれもやってみたいという医者はいると思います。その人たちに評価されるというか興味をもたれるようなことをぜひやっていただきたい。詳しいことは答申書に入れましたから読んでください。この種の委員会としてはかなりできのいい答申ではないかと自画自賛しておりますけれども、そういうことで終わりたいと思います。

○長会長　静岡新聞が本委員会の答申についてあらかじめ、期待しているという記事を書いてくれました。委員会報告に期待するなんて新聞記事は生まれて初めてみました。５段階評価でいえば5に近くなっています。

静岡医師会長もご到着になりました。大変ありがたいことでございますが、その前に、地元の医師会長もおみえになっていると思います。本委員会で初めて医師会とのお話が始められるということを私は高く評価したいと思っております。この10年間、地域医療振興協会の理事長も院長も賀茂医師会の会員であります。医師会の会議での結論。機関決定に従って今後行動してくれるということで安心しています。公立病院は医師会と連携して数値目標を掲げてください。病院はできるだけ入院に特化してください。外来は開業医さんにできるだけお任せするということをさんざん申し上げています。数値目標実現等について、賀茂医師会長としての所見をお伺いします。静岡県医師会長へのお願いですが、防衛省の海自ヘリだとか陸自のヘリを夜間で何とか使えるように御支持を・ご協力をお願いします。

○渡邉賀茂医師会長　賀茂医師会としても、先ほど長会長がいったように、湊病院を運営している方と、市、町、それがどういう関係になっているかというのはブラックボックスでずっときているわけです。だから、例えば、では運営しているほうにこういうリクエストをしていいのか、あるいは市、町のほうにすればいいのかとか、全くできなかったのです。今回、この建設検討委員会というのもずっとやってきて、私も途中から入ったのですが、やはり中身がはっきりしないのに建物は無理だろうと。例えば医者の数だって、だれがたくさん入れるのかとかもわからないし、医師会しては周りからみているだけしかできなかったということだったのです。

この会で前回意見を求められたのが、初めてそういう公に意見を求められた状況なのです。ですから、そのときに私たちの意見として書いた中に、やはり病院と診療所の機能分化という形をしっかりしていただいて、そして頼れるような病院、それを求めたいのです。

夜間救急にしても、別に特別なことをこちらがいっているわけではなくて、全国どこでもやられていることが、この賀茂圏域だけやっていないわけなのです。それをうまくやるためには、やはり病院と協力をもっとして、医師会も当然協力しながらやっていく。それに対して市、町がどうこたえるかという部分だと思います。

だから、数値をしっかり上げるというわけにはまだいかないのですが、いずれにしても、医師会と病院、あるいは市、町がもっと協力して、この圏域をよくしなければいけないということが意見です。

○長会長　賀茂医師会の理事会で本委員会にご意見書をちょうだいしておりますおおむね答申に入れてあると思いますが、ご異議ありませんか。

○渡邉賀茂医師会長　ありません。

○長会長　一部事務組合から本委員会の答申を尊重するという言質を得てやっておりますので、今後は速やかに密接な協議を初めて下さい。協議記録はきちんと公表してください。どちらが何をいったか市民に公開する中で、公益法人としての役割を果たしてもらいたいと思います。言いっ放し、聞きっ放しでないように。市民にわかるようにお願いしたい。７０名の会員が本答申を尊重していただくことにぜひリーダーシップを発揮していただきたいと思います。ありがとうございました。

最後に静岡県医師会長、席を用意していなくて申しわけありませんが、ごあいさつとご所見をお願いします。

○鈴木静岡県医師会長　ただいまご紹介いただきました、静岡県医師会長を務めております鈴木でございます。最初に訂正させていただきたいのは、静岡県知事、石川知事の後援会長ではありませんので、どうぞご安心ください（笑声）。

それで、私もこの会に初めて出ることでありまして、答申の内容を今すっと読ませていただきましたけれども、すばらしい答申が出ているのではないかなと、第一印象はそう思いました。県医師会としては、とにかく幅広い静岡県の圏域ですので、その中でどの圏域においても2次医療圏単位で地域完結型の医療を行っていきたいというのが我々の希望なのです。特にこの賀茂医療圏なのですけれども、ここは人口8万ありまして、8病院があるということになっておりますけれども、実際今まで拝見させていただいているところによると、どうしても2次、あるいは2・5次から3次、そこら辺がやはり手薄になっているのかなとも思っております。

また、我々がもしこの賀茂地区に住むとしたならば、そこで何らかの病気の場合、まずそこの病院でとにかく治療ができる。それで、もしだめな場合は、先ほど話に出ましたようなドクターヘリを頼りにする。これも大変必要かなとも思いますし、やはりその土地に住んで安心で安全な暮らしができるためには、先ほども話に出ましたけれども、ちゃんとした医療ができるという病院がなかったならば、住民はそのような生活ができないのではないかというのはつくづく感じているわけです。

例えば、きょう、私、北遠地区の一番小さな町から車で走ってきたわけなのですけれども、我々が天竜まで出るその道と、ここから伊豆長岡に行く道、こちらのほうが悪いです。

といいますのは、例えば急患が出て、順天堂静岡病院さんが搬送してくればいいよというような話があっても、さあ、いざとなると、そこまで搬送していけない、それ

が事実だと思うのです。その場合、昼間ならドクターヘリが飛べます。しかし、今、有視界飛行です

ので、夜間は飛べない。そのようなことがあります。もう2、3年すればドクターヘリは夜間も飛べるような機種ができますので、そうなった場合はいいと思いますけれども、まだ今現在のところはそれが無理。そうなりますと、まず道路整備が必要かなという点と、ドクターズカーというものを考えていくのも1つかなと思います。ドクターズカーというのは、病院がもっていて、救急隊と途中でドッキングすればいいことですから、時間は半分で済みます。そのようなことをお考えになるのもいいかなと思います。

いずれにしましても、今、この病院改革推進委員会の答申を読ませていただきまして、非常にいい答申が出ているのかな。とにかく、ここで安心して住んでいくためには、それなりの設備、あるいは人員を整えた病院が必要かというようにつくづく思うわけでして、ぜひこの答申に沿ってお進めいただければと思っております。

以上です。ありがとうございました。

○長会長　静岡県医師会長、どうもありがとうございました。

それでは、各委員から追加してご質疑、ご意見をちょうだいしたいと思います。どうぞ。

○小山田委員　栗谷先生にお伺いしたいのですが、統合する前と統合してからと、いわゆる私どものいっている自治体からの一般会計繰入金、いただく金、それが県立と市立と入っていましたよね。これが運営交付金として今度入ってくるわけですけれども、これは同じ額ですか。あるいは多くなりましたか。

○栗谷委員　これは同じでございます。ただ、変わったことは、中期計画が4年間なのですけれども、独立行政法人に移行する前年度実績を4掛けたもの、中期計画の年限数だけ掛けたもの、その分が運営費交付金として交付されるという形です。

○小山田委員　ありがとうございました。

それから、遠藤委員さんにお伺いしたいのですが、1平米60万という単位、これで実際のこの病院を150床で建てた場合に、これは病棟だけではないわけですから、全体で何億になりますか。150床の病院を今度ここにつくるわけです。そのときに、この60万という単位で計算すると、大体どのぐらいになりますか。

○遠藤委員　そこは細かには計算していませんでした。

○小山田委員　それは単純に暗算でできますよ。普通の病院、100床の病院で何平米が平均ですか。――岩堀さんは大体おわかりになりますか。
○岩堀委員　多分、最近ですと県立病院で80から85、90とかそんな数字なのですが、この場合、やはり70前後で十分だと思います。
○小山田委員　70というのは。
○岩堀委員　ベッド当たり70平米ですね。
○小山田委員　今度はベッド当たりにすればどうなるのですか。ベッドというのは、幾らとできるのですか。病院はそれだけではないわけですよ。
○岩堀委員　2×7、1400万ですね。ベッド当たり1400万。
○小山田委員　それは入院、外来だけでなくて、他の施設も含めてですね。
○岩堀委員　全部ですね。病棟と外来、中央診療も含めてです。
○小山田委員　その場合、そうすると幾らになるのですか。
○岩堀委員　1400万ではないですか。
○長会長　22億です。
○岩堀委員　ベッド当たり1500万ですね。今、国立機構で1500～

1600万を目指しているのだと思うのです。ですから、減価償却も含めて成り立つ数字だとは思います。
○小山田委員　それは合理的な数字だと私も思います。
○岩堀委員　経営上はですね。
○小山田委員　そうですね。公募する場合、今度、減価償却とかにかかってくるのです。
先ほど遠藤委員がいわれたように。つくってから、これはおまえの負担だといわれたら、こちらが困るわけです。なので、ぜひこの試算を出した上でないと公募してはいけないと私はいいたいですね。これは大丈夫なのでしょうね。
○遠藤委員　病院の場合、結局、どういう病院をつくるのかということでかなり違ってくるのです。本町の場合ですと、3階部分は、意欲ある医師を招聘するための研究室だとか地域住民相手の保健教室とかいろいろできるスペースをつくる。1階はそれで待合ホール、救急窓口などどんな機能を持つかで、全部違ってきます。もちろん、診療科目によっても大きく違ってくる。それは最初の基本構想をつくるときに、どういう病院を目指すのか。指定管理者も当然入ってもらいますけれども、そこの中で必要面積が決まってくる。

本町の場合は、基本構想で必要面積を86床で6000平米としました。これで提案を求めたときに、小さい提案は5000平米でした。設置者である町が6枚程度にまとめた構想を渡して提案していただいたわけです。ですから、病室の性格や考え方によって、かなり幅はあるということです。

そういうことで、まず基本はどういう病院を目指すのかというところにあるのだと思うのです。結果として、公立病院ではそれが1床当たり3000万円か4000万とかかかるとか、民間では1000万円台でつくってしまうということになります。初めて聞かれる方は非常にかわりづらい話だったと思いますけれども、要するに従来の役所単価の半値ぐらいを目標に作れということです。今の医療制度では、そうしないと病院が資金不足で運営できなくなる。そういうことだということでご理解をいただければと思います。
○岩堀委員　今のご説明のとおりなのですが、要するに、病院のレベルによって違うのです。急性期に特化した病院ですと、100万かかるかなというのもやむを得ない場合もありますし、おっしゃるように身の丈といいますか、それであれば60万、あるいは60万台でやらなければ逆にいけないという数字になってくると思います。やはりそれは事業計画の中で位置づけられる数字だと思います。

ですから、やはり医業収入とどうかということです。この前ちょっと申し上げたかもしれませんが、減価償却を伴う費用は年間医業収入分ぐらいだというのが1つの定説といいますか目安になっているかと思います。

○小山田委員　私がもし応募するとした場合に、建設ではなくて減価償却ですね、それが今、22億の病院を建てますよというなら、引き受けてもよろしいです。しかし、30億以上だといわれたら、これは引退しますね。

○長会長　共立湊病院は20億の年間収入ですから、建物も機械も含めまして20億以下でなければ銀行は民間であれば金を貸さない。なおかつ、頭金が3割必要、6億なければ民間だったらできない。そのくらい質素にやっても民間病院の4割は赤字なのです。ですから、そういうことを念頭に置いて組合はやらなければならない。町は疲弊化している中で、病院だけで食べていっていただけるようなものをつくるというのは、ありではないでしょうか。各町長さんのお顔をみていると、小山田委員の顔をみて頷いていますから（笑声）、安心して帰れます。官僚が勝手にやたら高いものをつくって、竣工するときにはいないわけです。町長さんも危ない人が多い（笑声）、でき上がるときにはいない人もいる。病院は我々が提言したところでやらないといけない。

ところで、医師会さん、本気でやってくれるのでしょうね（笑声）。これは私がいうのではないのです。ほかの医師会さんで、会長さんはやるというけれども、やはり疲れてしまったからやってくれないというところもあります。医師会の協力を得ることによって病院が常勤医師20人体制を目指すということができます。連携は絶対必要。静岡県医師会長はアクセスだとおっしゃるけれども、生きている間にアクセスはできますかね。夜間のヘリができるという話に期待しています。とりあえずすぐできるのは防衛省です。何千機と遊んでいるそうですからね（笑声）。本当のことです。どこかと戦争するときに飛ぶのだというわけですけれども、時々落っこちるのは余り飛ばないからだという説がある。

○亀田委員　根拠はあるのです。

○長会長　そうか。亀田さん海自をやっていましたから。ちょっと解説を。プロがいました。

○亀田委員　私どもの病院では随分前から自衛隊のヘリの受け入れはやってきておりまして、実は伊豆のここのすぐ近くですけれども、離島の救急は長年やってきております。たまたま自衛隊の機構が変わったりすると来なくなったり、また来るようになったりするのですが、現実的に飛んでいるのは伊豆七島の青ヶ島というところまで飛べるのです。それから先は自衛隊のヘリといえども飛べません。私どもがやっていたというか、今でもやっているのですが、基本的に夜間、それから天候が悪くて、あそこは東京都になっていますので、消防庁のヘリが飛べないとき、こういうことをずっとやってきておりますし、現在もやっております。ですから、使えないことはありません。

ただし、非常に特殊な場合しか飛んでいませんので、果たしてこの下田が飛べるかどうかというのはちょっと私自身、政策的なところはわかりませんが、現実にすぐお隣といいますか、伊豆七島ではやっております。

○長会長　行政視察は長崎県離島組合に行かれて、海自ヘリが運行している状況を視察してもらう。本省の文章の解釈次第だと亀田さんはいっているのです。結果的に長崎は結構飛んでいるのです。県医師会長、やってやれないことはないのではないかという気がしますので、どうぞよろしくお願いいたします。

ほかに何か追加して。答申につきましては、小山田委員からの文は内容的にはほぼ変わらないと思いますが、23年3月までに竣工という文章を入れるということでよろしいですね。
○小山田委員　はい。
○長会長　日限を明確にしていくということが信頼感を増します。竣工できなければ、事業管理者は政治責任がある、という決意でお願いしたい。
○亀田委員　済みません、これは政治的なことと違って、医学的なところなのですが、1つ、ネットワーキング。20人のドクターがいたとしても、もちろん十分ではありませんし、3次救命救急でやることは当然できませんので、連携のネットワークというのは非常に大事なのです。このネットワークに欠かせないのが、実はカルテシステムなのです。できれば、もし長岡の順天堂との連携をきちんとつくろうとすると、情報のネットワークを最初から合わせる。全く同じようなもので、現実にはどちらでも情報がみられる。もちろんそこにアクセス制限はあります。
いわゆるプライバシーをきちっと守らなくてはいけないということは事実なのですが、実際に我々が、同じような房総半島で、今、私が考えてやっているのは、IHN

――インテグレーティッド・ヘルスケア・ネットワークという考え方で、基本的には、アメリカでは経営統合して全部同じようなインセンティブでやるというような仕組みになっていますが、そこまでやらなくても、具体的に病院間で情報共有をしてしまうと、同じ病院の中にいるような環境でみられます。例えば、その場所で放射線科のドクターがいないとしても、同じネットワークのシステムで画像転送システムがあり、読影者が伊豆長岡で24時間張りついていれば、重大で今すぐドクターヘリで連れていかなければならないかという判断はできます。そのようなネットワークのシステムを最初から話し合って――これは勝手にやってからつなごうと思ってもできません。実際にはつくる前にそこの合意をしてやらないとできません。これはネットワークをつくる上で非常に重要なポイントになります。それを1つ追加したい。

それから、病院建築をするときに、値段の問題もいろいろありますけれども、民間と公的な病院が何で効率が違うか。私どもの病院は実は公的な病院以上に高い建築をつくっている部分もあります。現実に非常に高機能のことをやっているので、そうならざるを得ないようなこともありますが、それでも効率よく回って、何とか補助金もなくやっていかれるわけです。それは建築の段階から医療の流れをすべて考えて、そちらから建築に入っていくからです。建築家でも非常に詳しく知っておられる方はもちろんいますが、やはりその病院でどういう患者さんを受け入れて、どういう医療をやるか、そのために一番効率のいい建築がどうであるか。これを、医療を知らない人が議論して、「ここに診察室を幾つつくりましょうか」では、絶対に後でつくりかえざるを得なくなります。ですから、最初から、指定管理者であろうと、後で運営する人の意見が入っていない病院はほとんど使いものにならないといっても過言でないです。そこが非常にポイントになるのでしょう。民間と公立病院の効率の違いというのは、一番大きいのはそこではないかと実は思っております。

○長会長　建築につきましては亀田委員のおっしゃるとおりで、指定管理者の意向がきちっと反映されることが大変重要です。ついては、指定管理者の公募決定も速やかにやらなければいけない。時期につきましては23年3月までに竣工という小山田委員のご提案の文章を入れさせていただく。3年契約ということになると、4年目以降は知らないよというような人が設計にかかわったらまずいというのは、今の亀田委員のご意見でおわかりのとおりです。民間だったら来月からでも本設計に入ります。東部総合病院がやる気なら、来年できてしまいます。準備万端でしょう。新聞情報だと、東伊豆町の町長のところへ撤退表明に行っているという話ですから、もう準備万端ではありませんか。
○大田東伊豆町長　2年間は大丈夫です。これは約束ですから守らせます。
○長会長　その前に竣工すればいい。
○大田東伊豆町長　ちょっとわからないです。
○長会長　民間だから、約束を破ったって別に罰則はありませんからね。大丈夫ですか。
○大田東伊豆町長　大丈夫です。
○長会長　電子カルテの関係につきましては5ページにあって、亀田委員がおっしゃるとおりなのです。静岡県方式というものを答申に入れたかったのですけれども、静岡病院の前田院長は当面やる気がないと今いっているわけです。参考資料に入れてありますけれども片側通行はどうかということを、長崎県の事業管理者に聞いてきたのです。カルテがコンピュータになっていないのなら、片側というのはないかと聞きましたら、湊病院のドクターが静岡病院に聞けばカルテが即みられるようにしたらどうか。長崎でやっているのだそうですが、意味がわかりませんが、ちょっと教えてくれませんか。
○亀田委員　どっちがやる気がないのですか。
○長会長　静岡病院はカルテコンピュータ化はやる気がない。外来が大変であるからと。入院はいいかもしれないけれどという。
○亀田委員　わかりました。いずれ当然やるでしょうと思いますが、片側もあります。こちら側から端末をこちらでとったものをあちらに端末を送って、それをＬＡＮで結ぶと。
そして、向こうと約束しておいて、例えばさっきいったように画像診断であれば、あちらの放射線科のドクターのところに端末が飛んでいる。あるいはコンサルテーションで脳神経外科のドクターのところにこちらのデータが自動的にみられるようにして、みてくださいといった瞬間に、あちらの画像であれ，こちらのカルテであれ、みてもらえる。向こうがもし別にコンピュータを使わないといっても、それをみながら電話でこうしたほうがいいとか、ああしたほうがいいというのはリアルタイムにできるはずですから、これは片側であっても非常に有効な手段になると思います。
○長会長　５ページ、追加しませんけれども、電子カルテの活用のことはそういうことを踏まえて事務組合、医師会は協力してあげて、医療の質を上げるように努力してもらいたい。小山田委員、人数をおっしゃっていますが、20名を目標とすると入れますか。
○小山田委員　いや、目標ではなくて、最低です。
○長会長　では、20名を最低とする。
○亀田委員　いや、10名です。
○小山田委員　20名といいますと断られる。
○長会長　10名ならいいですね。
○小山田委員　最低。
○長会長　最低10名確保を条件とするというように……
○小山田委員　常勤医ですよ。あと、お手伝いいただくのは何十名でもいいわけです。
○長会長　コストが合えば、ですね。では、事務局、それを入れて答申書を訂正。皆さんよろしいでしょうか。
ほかに何かございませんでしょうか。こんなところでよろしいでしょうか。（一同

うなずく)

では、以上の小山田委員の意見を入れて文章を訂正して、答申書を事務局で直した後、私から答申書を事業管理者にお渡しします。

本日は記者会見をかなり長く受けることになっております。全委員、この答申書を渡してよろしゅうございましょうか。(「異議なし」の声あり)

明石委員は、本日は重要な用事で欠席ですが、昨晩、十分お話して、字句修正については一任をとっております。また、江東病院の小出先生からも委任状をいただいております。

全会一致で本答申を後ほど記者会見の前に事業管理者に提出させていただきます。これで委員会はその目的を完遂しましたので、これで閉会かつ本委員会は解散いたします。皆さん、どうもありがとうございました(拍手)。

○司会者　委員の皆様には長時間にわたりましてご審議を賜りまして、まことにありがとうございました。ただいま会長からご案内のございましたとおり、改革推進委員会からの答申書を会長から管理者のほうへ提出を先にしていただきたいと思っています。ですので、今、書類をつくりますものですから、しばらくお待ちいただければと思います。

（長会長から鈴木管理者へ答申書を提出）

〇司会者　それでは、委員会のほうはこれで閉会とさせていただきますので、よろしくお願いしたいと思います。記者会見のほうは引き続きこの後でまたやらせていただきますので。ありがとうございました。

第7章

よりよい地域医療をめざして

対立者を説得する

日本の復活を信じて戦う人を追うテレビ東京の番組『ガイアの夜明け』に、これまで3回登場した。一番古いものが、国民健康保険新大江病院の改革だ。

この病院は、竹村周平氏が理事長兼院長を務め、今は医療法人財団新大江病院として蘇っている。

平成16年(2004年)に病院改革委員会を設置、総務省の地方公営企業経営アドバイザーとして来た私が改革委員会の委員長に就任、「公設民営」化の方針をまとめ、それに則った改革を行い、成功した病院だ。72床の小さな病院だが、ここが公立病院改革の戦いの始まりの場所だった。

この改革では、労働組合との強烈な対立があった。

京都地区には京都自治労連という強力な自治体労組の連合体がある。ご存知の通り、京都は革新勢力が強い地域だ。だから公設民営化という改革に対しては、最初から猛烈な反対運動が展開された。

しかし、最終的には、労組側も公設民営の方針を呑んだ。

当時、大江病院の改革は新聞記事にもよく取り上げられた。取材に来た記者にはその都度、私の見解を正しく伝えた。それらは記事として残っている。まっとうな考えを正しく伝えることは、対立する意見が多いときこそ重要である。

私は労働組合は決して敵ではないと考えている。それは場合によっては激しくやり合う場面もある。だが、彼らも表面上は激しくやり合っていても、職業的な労働組合の幹部にもなると、そこはある程度、激しくやり合うフリをする面もある。

労組の執行委員や書記長と対立しているが、一般の労組職員の考えはどうなのか？うちのスタッフがそう疑問に思い、彼らから直接、意見を聞いたりした。それで職員を味方につけてしまうこともあった。そんなに大きくはない病院だから、そういうことができた。そんなこともあって、この病院は改革が成功した第一号となった。

しかし当初は正直に言って、この病院はもうこれ以上の経営は無理だと思っていた。京都府大江町の隣には、自衛隊の基地がある大きな市があり、総務省は、その市にある公立病院と統合して、大江の方は捨てるしかない、と考えていた。

だが私は、次第にこの病院は残す必要があるという考えに傾いていた。第一に勤務している職員の職場の確保がある。それに高齢の患者が40分もかけて隣の市へ行くのは気の毒だ。何が何でも大江は残す、残すなら公設民営にするしかない、と思うようになった。

院長の竹村氏は府立医大から来た医師だった。最初は「自分は公務員だからこの病院に来たんだ」と言っていた。

労組も京都府を挙げて戦いを挑んできた。

だからこの改革は自分にとっては桶狭間だった。

過疎地での公設民営化

本州の中心部分に当たる愛知県にも過疎地がある、愛知県内で唯一の過疎地とされるのが東三河の山間部にある東栄町というところだ。そこに東栄町国民健康保険東栄病院という69床の病院がある。山奥の閑散とした場所にあるかなり老朽化した病院だ。

この病院の話も『ガイアの夜明け』に登場した。

ここはいろいろ紆余曲折があって、初めて公設民営化できた病院だった。

この病院の改革委員会の委員長を務めたが、委員のメンバーにはそうそうたる方々がいらっしゃった。トヨタ記念病院の院長や、豊川市民病院の院長、名古屋大学医学部の教授などだ。いずれも一家言を持っているそうそうたる方々が集まって議論をするのだから、委員会での議論はもめにもめた。

そうした方々を説得することがたいへんだった。

『ガイアの夜明け』は日本経済新聞社から単行本化されているが、その中に、こんなことが書かれていた。

「……本当に民営化が必要なのかという疑問が続出する。

これに対して長さんは反論する『情熱的な院長がいれば、公設公営でも立派によくなっている病院はたくさんある。だから、夏目院長（東栄町病院院長＝当時）にもできると思う。これだけ頑張る人ですから。実際、業績もよくなっている。しかし限界があるだろう。院長の情熱だけで、病院を続けていけるのか？夏目院長が永遠にいてくれればいいが、それに甘えてはいけない。こういう院長が今後もう一回来てくれるかどうか。それは、ほとんど不可能に近い』。病院を存続させるためには、夏目院長の努力が結果を出している間に民営化して経営基盤を固めるべき。そうしなければ、いずれまた病院は危機に直面する。長さんの見方は、議員たち、そして夏目院長にとっても説得力のあるものだった。」

これらの公立病院改革の始まりは、総務省のアドバイザーを私が引き受けたことにあった。それで各地の公立病院の改革委員会に派遣をされた。総務省の権限をバックに各地の改革委員会の委員長などを務めてきた。

総務省の関係者はどこでも全面的に私を応援してくれた。

県立・市立統合・独法化で最大成果　日本海総合病院

これまで公立病院改革に取り組んできて誇りに思うのは、やはり改革が成功して良い業績を挙げている病院が存在しているということだ。

中でも一番、今でも誇りに思っている仕事は、山形県酒田市にある県立日本海病院と市立酒田病院の改革だ。この病院の改革でも委員長を引き受けた。

この病院のことは、最近、経済誌でも取り上げられた。

山形県酒田市には528床の病床を持つ県立の日本海病院があった。一方、その近くには市立の酒田病院があり、病床数は400床。この二つの病院を合わせると、約1000床という日本でも最大級規模の病床を持つ病院となる。さすがにこの地域には多すぎる数だ。だからこれを約700床にダウンサイジングして再編・統合して、地方独立行政法人「山形県・酒田市病院機構」という病院として再出発させた。これがいま日本一業績のいい病院になった。

日本海総合病院

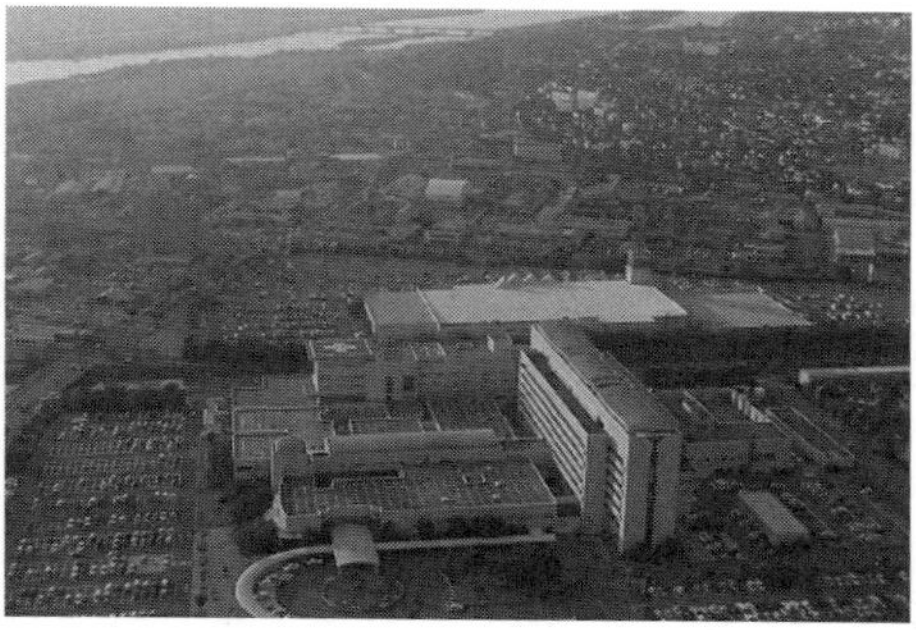

この二病院の統合では、人的面の統合だけではなく、病院そのもの・ハード面での統合を推進したのが特徴だ。

それまで同じ酒田市内で、2～3キロしか離れてない場所に、約600床と400床の病院があったのだから、もうそれだけで両病院が永続的に存続していくことは難しい状況だった。医師と看護師と患者の奪い合いになるのは目に見えていた。それを統合して、医療従事者・病院職員の身分を非公務員型にした。

県立と市立という違ったレベルの地方公共団体が運営

している公立病院を再編・統合して、独法化したことが成功している日本で最初の例であり、恐らく最大規模の病院である。

統合から5年たったいま、最初は独法化に反対していた労組に属していた病院職員の人たちに「役人に戻りたいですか？」と聞いても、ほとんどの人は「戻りたくない」と答えている。「民間がいい」と言うのだ。

職員の意識をここまで変えることができたことが、この改革を成功に導いているのは間違いない。だからこの改革は本当に誇りに思っているのだ。

県と市、レベルの違う2つの自治体の間にある確執は相当なものがあった。それとの戦いでもあった。私は、業績のいい市立酒田病院のトップ栗谷先生が理事長・院長になっていただいて、断固として統合を進めていくべきだと主張した。一方、小山田惠氏（全国自治体病院協議会名誉会長）が県立日本海病院側の立場を代弁する委員だった。

組合や本庁も挙げて、自分が属する自治体の方の病院を中心にして物事を進めようとした。縄張り主義のむき出しだ。

しかし、体力の違いは明らかだった。保有資産で見たら、酒田病院はキャッシュで

50億円もの資金が潤沢にあり、強力だった。一方の日本海病院では、病院を新設したばかりで資金が枯渇しており、手元には数百万円しかないような状況だった。勝負は最初から目に見えていた。

しかしこのように規模が共に大きな2つの病院を統合して、さらにダウンサイジングを図ったのに、医師は一人も辞めなかった。むしろ、今では医師が大幅に増えている状況だ。

経済誌の記事で取り上げられたのはもちろん、改革がうまくいき、業績が好調だったからだ。今でもこの病院には、全国から視察をしにやって来る人たちがひっきりなしに訪れているそうだ。今や、全国の自治体病院統合・再編のモデルケースになっていると言えるだろう。

「選択」と「集中」

「公立病院改革ガイドライン」を作るために総務省が設けた公立病院改革懇談会の座長をやっているとき、私が旗印としたのは「選択」と「集中」だった。

これがいま、日本の医師不足の状況を解消するために最も必要なことだ。医師が働きやすく、先端医療技術も学べるような病院に統合して、多すぎる病院の数を整理しなくてはいけない。

いまも日本には一般病床が約110万床あるが、実際に必要な病床数は50～60万床だと言われている。

病床数が多いから、医師が足りなくなってしまう。

多すぎる病床は、何が原因か？

昭和60年（1985年）の第一次医療法改正で地域医療計画の策定が始まった。以来、これまでに第五次計画まで実施されているが、この四半世紀にやってきたことは、要するに、これ以上は病院をむやみに増やさせない、ということだった。

それはそれでよかったが、いきなり制限をするわけにはいかないので、第一次のときには実際に各地域で地域医療計画が実施されるまでに猶予期間が設けられた。その結果、この間に、駆け込みで増床申請が行われ、病床数が一気に増えたのだ。

それ以前でさえも当時、日本全体の一般病床数は20万床は多いと言われていた。それが地域医療計画が策定され、これ以上、病床は増やせないことになった。あわてたみんなが殺到してたいへんな数の駆け込み申請の事態となり、この間だけでも、増えた病床数は40万床にものぼった。

四半世紀前に病床数を減らそうと思って取り組んだ施策が、逆に病床数を増やしてしまったのだ。しかもそれ以来、病床数はほとんど減っていない。欧米の基準で考えると、日本の一般病床、通常の急性期病床は現状の半分の50万床あれば十分だと言われている。従って日本の病床はいま、50万床も多い、ということになる。100床級の病院が全国に5千病院も余分にある、ということだ。

急性期医療機関には高度医療に対応した高度な人員配置をしないといけないので、医師・看護師・その他の医療技術者がたいへんに不足をしている状況がある。人もお金もそれに投じていかないといけない。

一方、公立病院には使われていない病床が非常に多く存在している。過疎地にあったり老朽化している施設ほどそうだ。しかも、病床1床につき国からは70万円もの補助金が出ている。これではダメになるのは当たり前だ。なぜなら何もしなくても補助金でお金が入ってくるのであれば、使われていない病床をわざわざ減らそうと努力するわけがないからだ。努力しない方が報われるシステムが相変わらず続いている。

国はこんな矛盾したことをずっと続けてきた。

民間病院との統合モデルも

全国各地の自治体はいま、選択と集中をそれぞれ一生懸命に進めている。その大本山が各地の公立病院改革、公立病院の統合・再編だ。こうした公立病院の統合・再編事例は全国各地にたくさん出てきた。

最近では、例えば三重県桑名市にある地方独立行政法人桑名市民病院と、同じ市内にある民間病院、医療法人山本総合病院の統合・再編の例がある。

この統合では、民間病院との統合モデルになっている。この件も私が桑名市議会に出向いて、統合断念の決定を白紙に戻してやり直すべきだ、覆水盆に返せと主張して実現させたものだった。

そうやって、医師・看護師も集まりやすい医療環境をつくることで、地域医療の崩壊を防ぐ戦いがいま、だいぶ進んできている。

ただその際に、一番の障害になっているのが、やはり各地の自治体労組だ。いかに断固として進めるという強い意思をもって改革に当たれるかに、この改革の戦いの成否がかかっているとも言える。

大阪市の改革が逆に駄目な理由もここにある。

地方独立行政法人府立病院機構ほか府立・市立8病院の再編・統合の件だ。この改革は3年も先送りになってしまった。3年もかけていたら再編は難航するだろう。公立病院改革の期限が来てしまうからだ。公立病院改革ガイドラインでは平成25年度中には経営形態の変更をし終わっていなくてはいけないことになっている。

それが労働組合の抵抗にあって簡単に変節してしまうのはいかがなものか。首長の任期中の再編・統合はできるだろうか。

労組の抵抗は各地で熾烈かつ巧妙だ。それで改革のかなりのものが頓挫しているのも事実だ。だから私の戦いはまだまだ終わらない。

改革の障害となるもの

民間病院でも戦争があった。

千葉の安房医師会病院だ。これは「お上」との戦いだった。

これは最近の中では一番大きな戦争だった。千葉県では2度と商売はしたくないと思ったぐらいだ。

千葉県館山市にある社団法人安房医師会病院という約150床の病院が2007年に破綻した。医師不足で赤字が続き、10億円近い資金を個人保証で借入していたので、医師会の役員をやる人がいなくなってしまったのだ。日本一の医師会病院だった。

院長からの依頼で安房医師会病院の顧問になり、改革委員会の委員長を引き受けた。聖マリアンナの明石勝也理事長や、東海大学の松前達郎氏のご子息などが委員になってくれた。それで指定管理者を公募した。

この病院は近くに徳洲会の病院があったが、近隣には有名な鴨川市の亀田総合病院もある。指定管理者は亀田にターゲットを絞った。種々の問題があって民間の医療法人では改革は難しいということになり、亀田系の社会福祉法人を指定管理者に決めた。ことの発端は、千葉県が、社会福祉法人の病院は前例がなく、開設許可はできないと、改革の妨害としかいいようがないことを言い始めたことにあった。

私の改革案は知事の堂本暁子氏にも直に会って話をして決めたものだった。千葉県はいま非常に医師不足でたいへんなことになっている。前述の銚子の件で触れた通りだ。

千葉の南端にある館山市で唯一の救急医療病院である安房医師会病院がつぶれたら、この地域の救急患者は隣の鴨川に行かざるを得なくなる。さすがの亀田病院もそれではパンクしてしまう。だから何としても許可をして欲しい、と知事に頼み込み、ようやく「わかりました」と言って下さったものだった。

だから当然、この件は受理されるだろうと思っていた。ところが認可申請書を持って県へ提出したら、千葉県の参事がのこのこやって来た。やって来るなり、こういう病院の開設は前例がないので申請を受理しないと言うのだ。

しかし、実際には、社会福祉法人の病院は前例がある。事前に調べて分かっていた。恩賜財団済生会病院だ。済生会は社会福祉法人だ。それに、麻生太郎氏が所有する株式会社麻生では、系列で社会福祉法人の病院を新たに開設している。そういう前例があるではないかと詰め寄った。

結局、役人というのはおおかたが前例主義だ。前例がないと動こうとしない。どこの役人も同じだ。崩壊していく地域医療を救おうと本気になって考えている人は少ない。何かあったときに、責任を負いたくないからだ。

ただこの場合、実際には前例があるのだから、全くおかしな話だ。社会福祉法人だと非収益事業は非課税にできるので税収が減る、とでも考えているのだろうか。だから反対する理由もわからないでもない。しかし要は、地域医療を支えるつもりがあるのかどうかということだ。こういう緊急事態にとる態度ではおよそないだろう。

医療整備課長など5、6人をつれてやって来た参事は、最後まで「駄目」の一点張り。ついにオーナーの亀田隆明理事長と私は怒りが爆発した。

「これから堂本知事に電話する！　千葉県では知事とあなたと、どちらが偉いのか！？」「受理しないなら帰れ！　明日の朝、記者会見を開く」「知事はＯＫを出したのに、役人が受理しないと言っている。千葉県南端の房総半島の地域医療は崩壊する。原因は君らにある――という内容の会見だ」「会見ではあなた方の名前も全部出す」……。たいへんな剣幕でまくし立てた。

亀田氏は千葉では影響力があるし、私も総務省のアドバイザーだったから、この「脅し」は効いたようだった。それでようやく受理された。

安房医師会病院は2008年に「安房地域医療センター」と改称、有名な亀田病院の傘下に入り、新築もされ、医師も増えて、立派な病院に生まれ変わった。過疎地でも、再生できるというモデルであった。

偏向報道

私が総務省の公営企業アドバイザーを辞めた理由は、財政破綻した北海道・夕張市の再建を手伝うことになったからだ。

夕張市が破綻したのは、起債が数百億円規模に達するまで、言ってみれば粉飾決算のようなことをしていたからだ。地方自治体の財政破綻は具体的には財政再建団体指定となることを指す。1992年（平成4年）の福岡県赤池町（現福智町）以来の指定で、北海道では1972年（昭和47年）の福島町以来だった。

市の財政負担を重くしていたのは市内で唯一の総合病院だった夕張市総合病院で、その改革を総務省から頼まれた。総務省は石炭産業から観光産業に転換した夕張市を表彰までしていたから、この再建は退けて通れない事情があった。ところが、私は最初、総務省のアドバイザーとしてこの地に赴いたが、総務省はむしろこの場合、〝被告〟なのだから、総務省のアドバイザーからは降りるべきだと言われた。

それで総務省と北海道庁の推薦で、夕張市立総合病院のアドバイザーに就任することになった。

夕張市総合病院は2007年に夕張医療センターと名称を変え、200床あった病院を有床診療所に変えて出直すことになった。

この改革は偏向報道との戦いだった。

あるTV報道では情緒的な報道によって、改革自体がこき下ろされた。

透析患者は隣町の栗山日赤病院へ30〜40分かけて行かなくてはならなくなった。あるTV番組では、高齢の透析患者に密着取材をして、栗山日赤で透析中に「早くうちに帰りたい」などと言わせて泣くシーンまで延々と撮影して報道していた。

夕張で透析をやめさせたのは透析を見る医師がいなくなり透析治療が危うくなったからで、30~40分かけても栗山日赤で行うべきだったからだ。

このTV番組では最初から、この改革は悪い、という先入観に基づいて取材を行っていることがありありだった。情緒的報道によって改革が妨害されることについては本当に悩まされた。

そもそも財政破綻したのだから痛みを伴う改革は避けて通れない。その上で痛みは最小限に抑える努力をしている。だから栗山日赤には送迎バスも出している。高齢者にとってはちょうどいい運動になる、ぐらいに前向きに考えることが大事だ。

われわれがやっている努力には目をつむり、市内で診られなくなったというマイナス面ばかり強調する。これで偏向していないというなら、そのTV局の報道倫理そのものを疑う。

政治的圧力

病院ＰＦＩは完全な失敗だ。そのことは近江八幡市立総合医療センターのことに触れた第５章に記した通りだ。

しかし病院ＰＦＩを問題視したことが、国会で追及されることになった。ＰＦＩ法案支持の議員が、私の実名を挙げて国会で取り上げたのだ。

公立病院改革ガイドラインには、私は、病院のＰＦＩは好ましくないと書いていた。根拠があったからだ。

最初に問題になったのは高知医療センターのＰＦＩ。

高知医療センターは旧高知県立中央病院と高知市立市民病院を統合して新病院を建設、新病院建設と運営にＰＦＩ方式を導入して２００５年に開設した病院だ。これが開設当初から赤字続きだった。前院長（当時）やこのＰＦＩのスポンサー会社だったオリックスの関連不動産会社社員などが逮捕される贈収賄事件なども発覚して、結局、２００９年６月にＰＦＩ契約は解除された。

もともとＰＦＩ事業は政府の肝いりで始められたものだった。それを私は高知医療センターに先がけて、近江八幡で止めさせたのだから、政治的圧力がかけられるのは当然だった。

それに、近江八幡市立総合医療センターがある地域は、民主党のとある有力議員の選挙区だった。

会期中に当時、副大臣クラスの人から私の携帯に電話がかかってきた。「長さんはＰＦＩについてはいろいろなことを言っていますが、あれは個人の意見ですか、総務省の意見ですか」。私は「私的意見なら言っていいんですか」と聞き返してやった。

公立病院改革ガイドラインの中で、関係者に対して一番、衝撃を与えたのは「病院ＰＦＩは好ましくない」と書かれていたことだったらしい。

総務省は「あれは長・委員長の個人的見解だ」と、我関せずの雰囲気に急変していた。でもそういう態度は通用しないだろう。なぜなら、所管官庁が主宰する法的な裏付けのある懇談会が出した答申に書かれているのだから。

もちろん、ＰＦＩはやめさせた方がいいと断固として味方をしてくれる総務省の懇談会事務局の人もいた。

政治家も政治家だ。それに対して国会で答弁できるほど勉強をしていないということだ。

結局、個人的見解ならばいい、ということになった。

ＰＦＩをやめさせた結果、近江八幡はいま非常にうまくいっている。今、病院ＰＦＩをやめたことは、内閣府や財務省の方針には反したが、病院にとっては大変いいことになったわけだ。

不偏不党

かつて千葉県山武市にあった組合立国保成東病院という約３５０床の病院が実質、破綻した。私が改革委員長となって地方独立行政法人化を推し進め、２０１０年にさんむ医療センターとして生まれ変わった。

この地域の問題は、比較的新しい問題だ。２００７年に４００床の銚子市立総合病院が実質破綻し、その影響で隣の東金市の県立東金病院が厳しいに状況に追い込まれたが、千葉県は手をこまねいている。成東病院はその余波を受けた形だ。

これらの状況は、この地域で医療従事者の絶対数が不足しているために起きている。大学医局が派遣していた医師が病院から引き上げてしまったり、看護師の引き抜きなどが横行しているのだ。

医療従事者が少なければ、それに見合った体制に再編するしかない。でなければ結局、医療機関の経営を行き詰まらせ、地域医療の崩壊をもたらす。

ここでの戦いは、二市二町との戦いだった。

成東病院の運営者は市町村組合。千葉の東金市、山武市、九十九里町、芝山町という市町が作った組合によるいわば共同経営だ。これでは最初から経営にならない。なぜなら経営者が最初から4人いるようなものだからだ。

この組合議会をまず解散させ、山武市だけが経営に関わるようにして、さらに独法化を進めた。さんむ医療センターとなってからは非常に経営はよくなった。

この件では地元の議会で共産党系議員などが独法化に対して強硬に反対した。これに対して各市町の首長が議会でうまく説明ができないというので、私がそれぞれの議会に2回出席して説明に努めた。

地域医療を守る戦いは不偏不党だ。地域の医療をどう守るかが大事であり、そこに第一の力点を置いている。だから決して労働組合はダメだとか共産党だから悪い、というのではない。

例えば、青森県の十和田市立中央病院では、経営改革検討委員会委員長であった私を労働組合が支持してくれた。それで改革を軌道に乗せることができたのだ。

事業仕分け人

民主党政権下で有名になった「事業仕分け人」の一人に私が就任することになった経緯については、実はよくわからない。

２００９年の中頃、民主党がまだ野党だったとき、議員懇談会というのが開かれ、５０人ぐらいの民主党議員が出席した。その第1回目に私は呼ばれた。

私はもともと自民党支持者だし、自民党の菅義偉・総務大臣（当時）や大田弘子氏が推薦していただいたことで総務省の公立病院改革懇談会の座長になったことは第2章で詳述した通りだ。

その懇談会の場で、民主党が政権交代で政権に就きそうだというので、公立病院改革をどうするかという話になり、仙石由人氏から「協力して下さい」と言われた。そのときはどういうことをするのかよくわからなかったが、政権交代しても公立病院改革を継続できると思い、協力しますと言ったら、その後、事業仕分け人に就くことになった。

第1回目の事業仕分けは、トップが仙谷氏で、サブが古川元久氏（当時内閣府副大臣）だった。ある新聞で、私が古川氏に政治献金をして事業仕分け人になったというふうな、利権的に動いたようにも取られる記事が書かれていた。この記事は心外だ。古川氏は実力がある人で、ある週刊誌の編集長から「この人は将来大きくなるので応援して下さい」と言われ、野党のときからずっと、応援して献金もしてきた経緯があるからだ。10年も前からだから、事業仕分け人になりたいから献金したわけではない。

行政刷新会議のホームページに出ていたが、私の発言は影響力があるそうで、例えば、「後発医薬品の基準価格を下げて、その分の余った医療費を急性期医療に回すべきだ」と言ったら、その通りになった。

影響力を持ちすぎると困るから、甘い脇があったら突いておく必要があると考える勢力がいたのだろう。どういう方面かはわからないが。新聞にイメージダウンの記事が出るときは、必ずそういう力が働いていると考えるべきだ。確かに、この発言は、後発品メーカーは喜ぶが、新薬メーカーには面白くないかもしれない。

政治的リーダーシップとは

これまで何に対して戦ってきたか、と聞かれても、国民目線で言うべきことを言ってきただけだ、ということしか答えられない。

だから柔軟性を欠いたことはしていないつもりだ。

私は独法化、公設民営論の一点張りでは決してない。公設公営＝公務員でも立派に病院を経営しているところはあるし、そういうところの仕事もたくさんやってきた。

民主党政権時代には、事業仕分けで、仕分け人同士の中で意見が分かれることも多々あったが、廃止をしてムダを止めさせたことはたくさんある一方で、逆に残したものもある。例えば、福祉医療機構は絶対に残すべきだと頑張って残すことができた。廃止を主張したのは慶大の土居丈朗氏だったが、7対6で存続が決まった。これが残ったことで今、民間病院を非常に勇気づけているはずだ。

ただ、日本の医療の現状と今後について考えると、それを救うための公立病院改革の方向性については、もうほぼその路線は決まっている。そのモデルは少なくとも作ることができたと思っている。

その原点を決めたのは、当時、総務相だった菅義偉氏だ。だから心から尊敬している。残念ながら、民主党にはリーダーシップがある人がいなかった。

民主党は私を事業仕分け人の一人にした。しかしそれは政権を取った政党が自民党側の人間を取り込むためだけの狙いだったのではないかと思う。

1回目の事業仕分けでは、忌憚のない意見をどんどん述べて、それを実行できた。全国の医療関係者は固唾をのんで成り行きを見守った。

ところが2回目では、さっそく外しにかかる勢力が出てきた。当時、事業仕分けの担当だった私の後輩に当たる参議院議員から「2回目の候補からは外されていますよ」と聞かされた。少しやりすぎたのかな、と思った。そのときは財務省の主計官以下が応援してくれて辛うじて仕分け人に残った。財務省は一流官庁だと思った。

結局、3回目の事業仕分けでは、私は外された。外せという勢力からの圧力に結局、民主党は負けたのだと思う。そういう政党の将来は難しいというしかない。

自助努力

公立病院改革ガイドラインは財政負担を減らすために単にコストを削減することを目的としたものではない。コスト負担を低くして、その分を人件費に充てるなど、あらゆる改革の方向性を詰め込んでいる。

ガイドラインの中身のキモは沢山あるが、中でも病院の病床利用率が70%を切る事態が3年続いたら、その病院は診療所に転換しなくてはいけない、という大胆な病床の削減策を明確に記していること。

病院を診療所に転換せよというのは、早い話、病院経営からは手を引け、ということだ。正直、国民の大事な財政を使っているのだから7割でも低い気がする。

というのも、公立病院には1床あたり年間70万円もの赤字補てんが出ているからだ。100床の病院で平均病床利用率は20％しかいかない病院が結構ある。それでも補助金が自動的に年間7000万円も出てしまうのだ。

これでは経営努力をしている人は全く報われない。努力しなくても、病床を空けておきさえすれば天からお金が入ってくるのだから。

そういう病床は許可を取り消さなければいけない。そこに初めてメスが入れられた。

病床を減らすことは、病院職員・医療従事者からその病院での職を奪うことになる。地方自治体の抵抗で、これまで35年間、手が付けられていなかったところだ。だからそれを求める答申には明確な表現を避けたがる。「適切な運営を求める」など抽象的な表現の答申ばかりになる。だから私は全て数値で示すことにしている。それにはずいぶん抵抗があった。

今、地方の医療機関では医療過疎化や医師不足、看護師不足の状況がある。需給関係で言ったら給料は上げないといけない状況だが、しかし2013年に入って政権与党は地方公務員給料を7・8％下げるように要請している。地方自治体が運営する公立病院で働く医師や看護師は地方公務員の身分だ。地方自治体の職員は行政改革推進法で5％削減を義務付けられていて、実行できなければ地方交付税が減らされる。要は国も火の車で財源がもたないということだ。

こうした流れを見越して、公立病院改革懇談会は核心に触れた答申を出している。天からのお金に頼らずに自助努力で病院経営を建て直していくことが求められている。

病院の診療所化は現実にどんどん行われている。有名な夕張や、最近では天理市立病院などの例がある。簡単に言うと、100床規模の病院では腕も磨けないし、医師と看護師が集まらないからだ。

ガイドラインには武弘道先生の意見が大きく反映されている。

武先生は、幹線道路が整備された今どき、20年前と同じように山ほど病院を作っている、と生前、批判していた。また「平成の大合併のとき、なぜ総務省は病院も合併させなかったのかと」と関係者によく怒っておられた。私は難しい病院の合併を条件にしていたら平成の大合併は実現できなかったでしょう、と言って当局の担当者を擁護したこともあった。

それだけに今回のガイドラインでは、相当厳しく改革を行っていかないといけない。町村合併でひとつの市に3つも4つも病院ができてしまっているからだ。

ところが「わが町の病院はつぶさせない」という調子になるから、一向に医師不足が解消できない。

日本全体では医師は不足していない

実は、この5、6年間で大学医学部の定員が1300人程度増えている。文部科学省が国立大学・私立大学を問わず定員を増やしているのだ。大学医学部は所管官庁が厚生労働省ではなく文部科学省だ。1300人近い医学部の定員をこの5、6年で増やしたということは1校の定員が100人だから13大学を新たに作っているのと同じだ。いま東北地方に医科大学・大学医学部をつくれと大合唱が起きている。医師が足りないよりはそれは増えてくれるほうがありがたいから、大いにやってくれるといい。

だが、医学部学長会議などはこれに反対している。なぜなら、短期的にはかえって、医師不足になってしまうからだ。大学をつくるために優秀な教授を新しい大学に持っていかなければいけないからだ。自分一人ではなく弟子も連れていくことになるから、大学を1つつくると短期的には医師不足が起きる。これは私の認識だが、医学部長会議の考え方とも一致すると思う。10年後に新しい医師が世に出てきたとしても、増えるのは10年後の話だ。

文科省は定員を増やしているけれども、結局、新しい医師は設備が整っていて働きやすく住みやすい魅力のある病院に行ってしまう。過疎地などには特に行かない。医師不足と言われていても、医師は、いることはいるのだ。

米国などを見てみると、ほとんどの地域は過疎地だ。何せカリフォルニア州の面積は日本とほぼ同じなのだから。要は、センター病院を大きくどかんとつくって、そこに多くの医師を集めて、派遣能力を持たせることが肝心だ。そういうことが公立病院改革ガイドラインの一番はじめに書いてある。

各地の公立病院には、しっかり税金投入をしてもらっていい。だけど、それは医師派遣能力を持ってもらう、ということが大前提だ。

この方針は、ようやく全国各地で受け入れられつつある。

あとがき

公認会計士なのになぜ公立病院経営に深く関与する様になったのか? とよく聞かれることがある。

民間病院団体である全日本病院協会の参与・顧問税理士を現在まで30年以上にわたって務めてきたことが、一番大きな理由だとお答えしている。

公務員経営の酷さに対する正義感と、持ち前の負けん気によるものだった。

税理士法人設立の式典で、発起人だった住友銀行副頭取(当時)の西川善文さんは「長さんは仕事が難しいからと言って、断った事がなかった」と祝辞を述べた。褒めているのか、そうでないのか。

総務省の初代地方公営企業経営アドバイザーを13年間務め、民主党政権で事業仕分けに参加したが、行政に頼った事は全くなかった。忌み嫌われる事も物ともせず毒舌オンリーの人生だった。自慢は、政治家に頼らず、菅・官房長官に「長さんに世話になった」といわれたことか…。

恩師・武弘道先生は名著『病院経営は人なり』（財界研究所）を出版直後に73歳で急逝された。私も同年齢になった。同じ『財界』からお声をかけて頂いて光栄だったが、著述には悩んだ。

サクセスストーリーのつもりではなく、良い医療を経営組織の観点からサポートする事を、あらためて記すことも意味があるのではないか。生涯最初にして最後の遺作自叙伝のつもりだった。

『財界』の畑山編集委員のお力が無ければ、日の目を見なかった。

実名を出されて憤慨される方も多いと思うが、高齢者に免じてお許しください。

最後に、長隆のホームページ作成を20年間担当してくれた妻・公子の助力なしに私の仕事は続けることができなかった。長隆のホームページのカウント数が1日40件程度で始めたが、盆暮れ一日も休むことなく更新し、現在は1日800件の訪問数になった。昨年は累計で400万カウントを達成した。本書が世に出ることを心から喜んでくれた公子に感謝の言葉を贈る。

平成25年5月

長　隆

【著者紹介】

長　隆（おさ・たかし）

昭和16年3月生まれ。昭和39年早稲田大学卒業。昭和42年税理士試験合格。昭和46年監査法人太田哲三事務所入所。昭和50年公認会計士第三次試験合格。昭和51年太田哲三事務所を退所、公認会計士長隆事務所開業。平成14年税理士業務部門を法人化。東日本税理士法人に名称変更。代表社員就任。

総務省地方公営企業経営アドバイザー、総務省公立病院改革懇談会座長、総務省自治体病院経営改善推進研究会座長、内閣府行政刷新会議分科会評価者、公立学校共済組合病院運営検討会議会長、東京都病院協会顧問、日本赤十字社病院経営審議会委員、聖マリアンナ医科大学非常勤講師、社団法人全日本病院協会参与、日本赤十字学園監事など、その他多数の役職を歴任。

病院経営改革へ――
なぜ、わたしは戦い続けるのか

2013年 6月15日　第1版第1刷発行

著　者　長　隆

発行者　村田博文
発行所　株式会社財界研究所
［住所］〒100-0014　東京都千代田区永田町2-14-3赤坂東急ビル11階
［電話］03-3581-6771
［ファックス］03-3581-6777
［URL］http://www.zaikai.jp/

編集・構成　畑山崇浩（『財界』編集部）
デザイン　安居大輔（Dデザイン）

印刷・製本　図書印刷株式会社
© Osa Takashi.2013,Printed in Japan

乱丁・落丁は送料小社負担でお取り替えいたします。
ISBN 978-4-87932-094-0
定価はカバーに印刷してあります。